张锡纯临证精华丛书

张锡纯对药

刘　建◎编著

中国中医药出版社

·北京·

图书在版编目（CIP）数据

张锡纯对药 / 刘建编著. —北京：中国中医药
出版社，2018.1（2025.11重印）
（张锡纯临证精华丛书）
ISBN 978-7-5132-4090-1

Ⅰ.①张…　Ⅱ.①刘…　Ⅲ.①中药配伍　Ⅳ.①R289.1

中国版本图书馆CIP数据核字（2017）第059480号

中国中医药出版社出版

北京经济技术开发区科创十三街 31 号院二区 8 号楼
邮政编码　100176
传真 010-64405721
河北盛世彩捷印刷有限公司印刷
各地新华书店经销

开本 880×1230　1/32　印张 10.25　字数 255 千字
2018年1月第1版　2025年11月第5次印刷
书号　ISBN 978-7-5132-4090-1

定价　49.00元
网址　www.cptcm.com

服 务 热 线　010-64405510
购 书 热 线　010-89535836
维 权 打 假　010-64405753

微信服务号　zgzyycbs
微商城网址　https://kdt.im/LIdUGr
官 方 微 博　http://e.weibo.com/cptcm
天猫旗舰店网址　https://zgzyycbs.tmall.com

如有印装质量问题请与本社出版部联系（010-64405510）

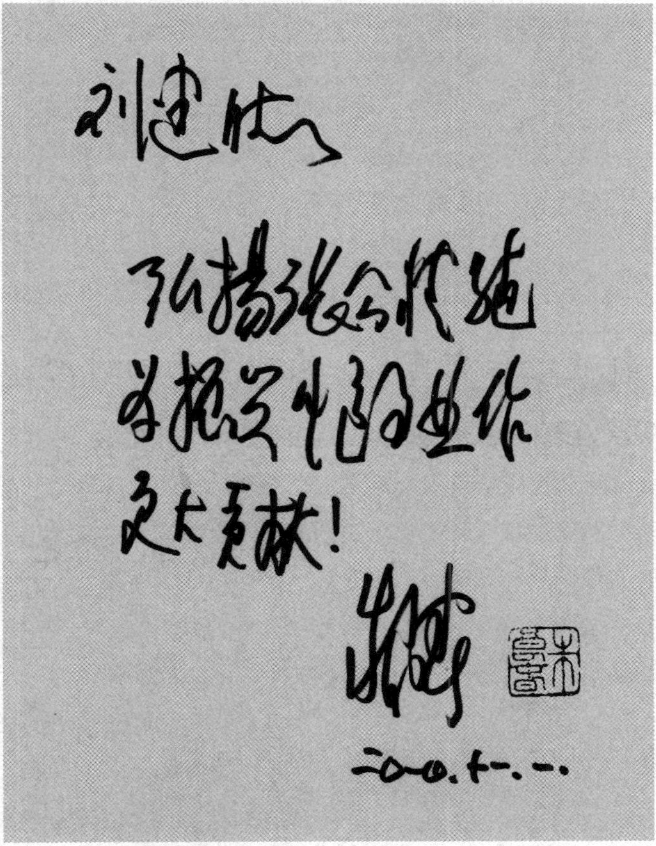

刘建�\
弘扬张仲景苑\
学说文生的工作\
定大更林！

二〇〇十二·一

国医大师朱良春题词

轩岐之后有真人，衷中参西细讨论；

立法创方开先音，字字酿成杏林春。

——刘建再版敬题

再版说明

  张锡纯是继任丘扁鹊、河间刘完素之后沧州第三位对中国医学事业做出杰出贡献的医学家，其《医学衷中参西录》迄今发行已逾50万册，为近代医家所不及，在中国医学史上有着重要的学术地位和影响。

  余数年前编著《张锡纯对药》一书，书中先论述对药中单味药的功用，再着重阐述每组对药的伍用功能，然后再分别列述每组对药的主治、常用量、用药经验等。力求裁剪得体、取舍适中、理奥文畅，对提高中医临床用药疗效有指导作用。时光荏苒，拙作售罄，再版之时，对于书中对药的运用经验部分进行了增减，为便于学者深入研究张氏学术，书后增加了张锡纯大事年表。

  立中医德、立中医功、立中医言是余之学术追求。为天地立心、为生民立命、为往圣继绝学乃余之学术精神。然书中瑕疵，在所难免，热望贤达同仁，不吝指正，以便今后再版时不断修订提高。

刘建

2017 年 10 月于沧州

余 序

　　张锡纯作为晚清至民国年间的一位中医临床医学宗师，堪称中医药界在当时具有继承与创新精神的标志性人物。特别是他对医学的"衷中参西"和力求提高病症治效等方面，为医坛做出了极可珍视的贡献。50余年来，我致力于古今中医临床文献的整理研究，曾在泛阅、精选实用内容的前提下，主编过几套突出临床诊疗的中医丛书，故对我国历代名医的学验特色略窥门径。

　　张锡纯传世甚广的名著《医学衷中参西录》，初由天津新华印书局刊于清末宣统元年（1909）。近百年来，该书在全国各地刊行的不同版本近20种之多，堪称20世纪上半世纪内，中医临床著作中学验影响最为深广的一种，论著显示了张氏在医学领域内的辉煌成就。世医均知张锡纯在创制新方方面卓有建树，但对他在方治中善用"对药"，重视药方中的君臣策应、佐使相须以提高疗效，往往注意不够。今有张氏河北盐山后辈、中青年专家刘建主编《张锡纯对药》一书，使读者能较深切地了解张氏临证中的"对药"经验和方治主旨。作者并能广搜博览现代中医临床医师运用张锡纯"对药"的经验，或结合病症的西医病名、检测指标等内容予以变创、弘扬，使张氏的"对药"

经验蕴涵新意，这是值得称誉的。我们当前还可以联想到稍后于张锡纯的"北京四大名医"之一的施今墨先生，他是现代已故医家中善用对药配伍的临床医学大师。施氏病故后，施氏传人将其处方用药中的"对药"经验，整理刊行问世。希望道友们今后在中医药的开拓、创新中，重视并加强这方面的学验传承。

　　刘建主编于上月间专程来京，出示新作《张锡纯对药》清样稿问序于余，今以上述刍言以为序。

中国中医科学院研究员、博士生导师

全国名中医

2008 年 8 月

陈 序

　　我与刘建医生相识于 2013 年的国际中西汇通学术研讨会上，之前，已闻其对张锡纯先生学术思想研究颇深。翌年，由于对张锡纯先生学术研究的执着遂考取了我的博士研究生，对于这样一位将近天命之年仍然孜孜以求的学生，我非常赏识和欣慰。

　　一代宗师张锡纯先生行医津门时，我的老师柳学洙先生拜其门下，成了关门弟子。我又跟随柳先生学习多年，深得真传，成为再传弟子。

　　"中西医汇通学派"是中国中医药发展史上极具影响力的学术流派，对近代医学产生了重要影响，国家中医药管理局也极力倡导之。张锡纯先生为本学派最具代表性的医家之一，有关部门公布的《张锡纯中西医汇通流派简介》文件中，对这一流派进行了明确定位：张锡纯中西医汇通流派是以张锡纯、柳学洙、陈宝贵、陈宝贵弟子及学生和全国致力于本流派研究的有识之士为传承脉络的一个医学流派。该流派以中西医汇通为主要研究方向，强调中西医各有所长，在理论上寻找两种医学的契合点，探索中西医融合之路。

　　刘建生于名医故里、出身中医世家，工作求学，常奔波于京津和沧州之间，初心不改，负笈前行，难能可贵。陆续写出《张锡纯方剂歌括》《张锡纯对药》《张锡纯用药新解》《张锡纯论伤寒》四部系列研究专著，读者热盼再版。故将再版样稿，呈余面前，一是审阅，二为作序。我审阅过后，感触有二：一为"张锡纯中西医汇通流派"薪火相传而高兴；二为门生弟子潜心其学、传承创新而欣慰。惟后学相继，则薪火可传、岐黄可兴矣！

　　再版付梓之际，有感而发，略寄数语，权作为序。

天津中医药大学教授、博士生导师

全国名中医　陈宝贵

2017 年 7 月于津沽

前 言

　　张锡纯，字寿甫，1860年2月29日酉时出生于河北省盐山张边务村西头张氏故宅。母刘氏为本县刘仁村（今属黄骅市）书香世家之女；父彤元，字丹亭，为庠生，教私塾、通医、善诗画，有《莲香斋诗稿》。张氏家道小康，累代业儒，锡纯1岁时父为其取名字，锡纯意含"天赐纯良"，寿甫意含"寿且贵"，4岁开始识字诵《诗》，稍长，儒、医并学，弱冠之年为人诊病疏方，每有效验，后因两试秋闱不第，遂放弃举子业，立志医学，曲心研穷。他广求方书，博采众家，从《黄帝内经》《神农本草经》至清代的医学著作，搜集了百余种之多，闭门谢客，孜孜以求。10年后，为人诊疾，每能屡挽沉疴，名扬于时。辛亥革命后，内政部长刘尚清尤为器重。1918年，在奉天（今沈阳）创办立达中医院，任院长，中医之有院实肇之于此。

　　1926年，寿甫悬壶津门，设立中西汇通医社、国医函授学校，开中国中医函授教育之先河。张氏白天省病诊疾，晚间著书立说，在津期间，招生500余人，遍及全国各省市，其门人弟子知名者30余人，为中医后继人才的培养做出了贡献。其学术思想遍及大江南北，远播东南亚，被誉为"轩岐之功臣、医林之楷模"，为"名医四大家"之

一、"名医三张"之一，获"华北第一捷手"称号。其行世著作有《医学衷中参西录》三册。

先生在《医学衷中参西录·自序》中道："人生有大愿力，而后有大建树……故学医者，为身家温饱计则愿力小，为济世活人计则愿力大。"这种崇高的医德思想正是他成功立业的力量源泉，也是他一生笃志力行的目的。1902年秋，盐山、黄骅一带霍乱流行，刘仁村一刘氏妇，年近四旬，染病暴脱，已殓服在身，病人家属辞以不必入视。锡纯正在该村出诊，得知此事后，找到病人家属说："一息尚存，当可挽回。"随后为病人疏方，竟用大剂山萸肉、党参、山药治愈，病人家属感激涕零，喜出望外，锡纯从此知山萸肉救脱胜于人参，遂有论文刊行于世，声望更隆。

先生淡泊明志，以济世救人为己任。1919年孟秋，沈阳霍乱流行，张锡纯据数年经验，拟制"急救回生丹"及"卫生防疫宝丹"两方，防治效果均佳，故致书原籍，嘱长子配此药，广施霍乱病人，分文不收，救人无数。是年，直隶山东霍乱流行，故城县袁霖普致书张氏索方，张氏将"急救回生丹"方药组成及服用方法一并函告袁氏，袁氏传此方于两省各县，并呈明省长将此方登载于《北洋公报》。

民国初年，西学东渐，当时正处于西医渗入中国并逐渐发展的时期，在这种背景下，张锡纯心无旁骛，皓首穷经，先后创办了医院和学校，并开始撰写《医学衷中参西录》。他学术上遵古而不泥，参西不背中，立论鲜明，独树一帜。"衷中参西"是张氏医学的学术核心，他大胆汲取西医之长，通过理论和实践上的探索与研究，第一次将中药与西药合用在一首方剂中，开创了我国中西药物合用的先例，他认为"中药与西药相助为理，诚能相得益彰。能汇通中西药品，即渐能汇通中西病理"。他创制的石膏阿斯匹林汤治疗外感疾病，至今效宏。在理法方药上，他大胆创新，将中医之义理、西医之实验汇通结合，在当时可谓开山之举。

1918～1934 年，《医学衷中参西录》分七期陆续刊行于沈阳、天津，苏明阳为锡纯书作序，刘尚清曾以诗敬勉："良医良相本相同，妙药功参造化功；万里相延来塞外，活人事业遍辽东。"

《医学衷中参西录》的刊发，犹如一石击水，被医界奉为有一无二之著作，多次再版加印，各地学人，争相抢购，一时远至整个东南亚地区。

张氏是捍卫与发扬中医学的杰出人物之一。1927 年，余云岫等人掀起民族虚无主义思潮，诬蔑中医不科学，主张废医存药，狂妄地提出"废止旧医以扫除医事卫生之障碍案"，并得到了当时国民党政府的支持，成为中医发展史上的一股逆流。当时的中央国医馆受余云岫的影响，学术整理会把中医统一于西医之下。张锡纯目睹现状，义愤填膺，他与上海名医冉雪峰、恽铁樵结成南北同盟，奋起反抗。1929 年，在国民党当局提出废止中医之际，中医界发起反废止运动，全国中药店全面罢工，张锡纯上书南京政府当局，信中说："近闻京中会议上峰偏尚西医之说，欲废中医中药，不知中医之实际也。且中医创自农轩，保我民族……是以我国民族之生齿，实甲于他国之人也，今若将中医中药一旦废却，此于国计民生大有关系……"这种大义凛然的民族气节和爱国精神是难能可贵的。

先生以弘扬中医学为己任，他说："我们生于古人之后，当竟古人未竟之业，而不能与古为新，使我中华医学大放光明于全球之上，是吾儒之罪。"其事业抱负，与天同阔。

由于受主、客观条件的限制，张锡纯对西医的认识与研究，难免有些片面和肤浅，特别是用中医理论来比附西医理论，亦多有牵强之处。即使这样，也丝毫不影响他在中国中医药史上的学术地位，也无愧于他"医界一代伟人"的称号。

《医学衷中参西录》全书包括医方、药物、医论、医话、医案5部分。其中，张氏对药的运用，师古不泥，多有创新，发古人之未发。其用药主张药精量大，推崇生用，讲究炮制，注重煎服；相同的两味药物在一起运用时，而君以某药在先或以某药为主时，其功效、主治也不尽相同，如"人参、山药"及"山药、人参"之属。凡此对药，本书一并收入，分别论述。而对于张氏一些有悖于科学的认识，如龙骨是"天地之元气……潜藏地中，则元阳栖止之处，必有元阴以应之，阴阳会合，得地气而成形"等内容，则予以删减，以期使本书内容更加精练、科学。同时为进一步研究张氏用药特点，保持张氏用药原貌，书中对药物剂量未做换算，书后附有古今度量衡对照表，以示学人领会用药之法度，掌握证治之准绳。

编撰这样一位医坛巨匠的宏著，笔者经验不足，书中不足之处恐怕难免，希望广大同仁不吝指正，以便再版时修订提高。

刘建

2008 年 6 月于沧州

目 录

二画

人参　山药……………… 1

人参　麦冬……………… 4

人参　苏子……………… 5

人参　柴胡……………… 6

三画

三七　山药 ……………… 8

三七　龙骨……………… 9

三七　生地黄…………… 11

三七　代赭石…………… 12

三七　白芍……………… 13

三七　血余炭…………… 14

三七　花蕊石…………… 15

三七　牡蛎……………… 16

三七　鸦胆子…………… 17

三棱　莪术……………… 20

干姜　白芍……………… 22

干姜　朴硝……………… 23

干姜　桂枝……………… 24

丈菊子　鸦胆子………… 26

大黄　肉桂……………… 27

山茱萸　三七…………… 29

山茱萸　山药…………… 30

山茱萸　龙骨…………… 32

山茱萸　台党参………… 34

山茱萸　当归…………… 37

山茱萸　牡蛎…………… 39

山茱萸　乳香　没药…… 40

山药　人参……………… 42

山药　车前子…………… 43

山药　牛蒡子…………… 45

山药　龙眼肉…………… 46

山药　生地黄…………… 48

山药　代赭石…………… 49

山药　白术……………… 51

山药　玄参……………… 54

山药　半夏……………… 55

山药　芡实……………… 57

山药　鸡子黄…………… 58

山药　鸡内金…………… 60

山药　柿霜饼…………… 62

山药　黄芪……………… 63

山药　滑石……………… 64

山药　薏苡仁…………………… 67

四画

五味子　干姜…………………… 69

五倍子　甘草…………………… 70

水蛭　黄芪……………………… 71

五画

甘草　天冬……………………… 74

甘草　知母……………………… 75

甘草　茯苓……………………… 76

甘蔗汁　石榴汁………………… 77

石膏　人参……………………… 79

石膏　山药……………………… 82

石膏　甘草……………………… 83

石膏　代赭石…………………… 84

石膏　半夏……………………… 85

石膏　连翘　蝉蜕……………… 85

石膏　阿斯匹林………………… 87

石膏　知母……………………… 88

石膏　麻黄……………………… 90

石膏　粳米……………………… 92

石膏　薄荷……………………… 94

龙骨　牡蛎……………………… 96

龙眼肉　龙骨　牡蛎…………… 99

龙眼肉　炒枣仁………………… 101

龙眼肉　鸦胆子………………… 101

生地黄　白芍…………………… 102

生地黄　硼砂…………………… 103

生麦芽　三七…………………… 104

生姜　白芍……………………… 105

代赭石　牛膝…………………… 106

代赭石　甘遂…………………… 111

代赭石　生麦芽………………… 112

代赭石　瓜蒌仁………………… 116

代赭石　芡实…………………… 119

代赭石　黄芪…………………… 120

代赭石　磁石…………………… 122

白术　龙眼肉…………………… 125

白术　鸡内金…………………… 126

白头翁　阿胶…………………… 127

白头翁　秦皮…………………… 129

白芍　甘草……………………… 130

白芍　牡蛎……………………… 132

白芍　阿胶……………………… 134

白芍　茯苓……………………… 135

白茅根　鲜藕…………………… 136

玄参　天冬……………………… 137

半夏　代赭石…………………… 138

半夏　竹茹……………………… 140

半夏　芡实……………………… 141

半夏　茯苓……………………… 143

半夏　秫米……………………… 143

半夏　黑芝麻　柏子仁………… 146

台党参　代赭石·············147

台党参　麦冬·············149

台党参　威灵仙·············150

六画

地榆　鸦胆子·············152

朴硝　甘遂·············153

朴硝　莱菔·············154

朴硝　硝石·············156

当归　丹参·············157

当归　代赭石·············158

朱砂　冰片·············159

朱砂　童便·············162

朱砂　蜈蚣·············163

竹茹　生地黄·············164

全蝎　蜈蚣·············165

冰片　薄荷油·············166

羊肝　猪胆汁·············168

防风　蜈蚣·············169

七画

麦冬　半夏·············170

赤石脂　三七·············171

花椒　硫黄·············173

芡实　鸡内金·············174

芦根　白茅根·············176

苏子　牛蒡子·············177

连翘　蝉蜕·············178

牡蛎　海带·············179

羌活　独活·············180

补骨脂　核桃仁·············181

附子　白芍·············183

鸡内金　白芍·············185

鸡内金　生麦芽·············185

鸡内金　白茅根·············186

鸡内金　硼砂·············188

八画

知母　黄柏·············189

金银花　连翘·············192

乳香　没药·············193

九画

茵陈　川楝子　生麦芽·············196

茵陈　生麦芽·············198

轻粉　红粉·············199

鸦胆子　硫黄·············200

十画

桂枝　茯苓·············202

核桃仁　柿霜饼·············203

柴胡　大黄·············204

柴胡　生麦芽·············205

柴胡　橘皮·············206

柴胡　桂枝……………………207
海螵蛸　茜草…………………208

十一画

黄芪　三棱　莪术 …………211
黄芪　干姜……………………213
黄芪　山茱萸…………………214
黄芪　山药……………………216
黄芪　马钱子…………………216
黄芪　牛膝……………………219
黄芪　升麻　柴胡……………220
黄芪　丹参……………………222
黄芪　甘草……………………223
黄芪　石膏……………………223
黄芪　龙骨　牡蛎……………225
黄芪　龙眼肉…………………227
黄芪　生地黄…………………228
黄芪　生麦芽…………………229
黄芪　白术……………………230
黄芪　白芍……………………231
黄芪　玄参……………………231
黄芪　当归……………………233
黄连　肉桂……………………235
黄芪　防风……………………237
黄芪　鸡内金…………………239
黄芪　知母……………………240

黄芪　乳香　没药……………242
黄芪　桂枝……………………243
黄芪　桔梗……………………245
黄芪　桑寄生…………………246
黄芪　萆薢……………………248
黄芪　鹿角胶…………………249
黄芪　葛根……………………250
黄芪　橘皮　厚朴……………251
黄蜡　白矾……………………259
麻黄　鱼鳔胶…………………260
羚羊角　蚤休…………………261
续断　阿胶……………………263
续断　桑寄生…………………264

十二画

葱白　干米醋…………………266
椒目　小茴香…………………268
硫黄　赤石脂…………………269
紫石英　鹿角胶………………270
滑石　山药　白芍　甘草……271
滑石　甘草……………………273
滑石　白芍……………………275

十三画

硼砂　朴硝……………………277
硼砂　朱砂……………………278

十四画

酸枣仁　柏子仁·················280

磁石　朱砂·····················282

鲜姜汁　水胶··················283

十五画

熟地黄　山药··················285

熟地黄　生地黄···············287

熟地黄　白芍··················289

熟地黄　白茅根···············291

十六画

薏苡仁　柿霜饼···············293

薄荷　蝉蜕·····················294

附录一　古今度量衡对照······297

附录二　张锡纯先生大事

　　　　　年表·················300

中药索引·····················302

参考文献·····················308

二 画

人参　　山药

【单味药功用】

人参　为五加科多年生草本植物人参 *Panax ginseng* C.A.Mey. 的根。味甘、微苦，性微温。归心、肺、脾经。它既有大补元气、复脉固脱之效，用于气虚欲脱，脉微欲绝的重危证候；又具补脾益肺之功，用于治疗肺气虚弱的短气喘促、懒言声微、脉虚自汗等症，还可治疗脾气不足之倦怠乏力、食少便溏等症。其生津、安神之效，也可用于热病气津两伤身热口渴及消渴等症，以及气血亏虚引起的心悸、失眠、健忘等症。此外，对于血虚证、气不摄血的出血及阳痿，能益气生血、益气摄血和益气壮阳，对体虚外感或邪实正虚之证以扶正祛邪。

现代药理研究证明，人参含有多种人参皂苷。人参对高级神经活动的兴奋和抑制过程均有增强作用。有抗休克，抗疲劳，降低血糖，促进蛋白质 RNA、DNA 的生物合成，调节胆固醇代谢，促进造血系统的功能，减轻辐射对造血系统的损害等作用；还能增加机体免疫功能；能增强性腺机能，有促性腺激素样作用。此外，尚有抗过敏、抗利尿及抗癌等作用。

山药　又名薯蓣，为薯蓣科多年蔓生草本植物薯蓣 *Dioscorea opposite* Thunb. 的根茎。味甘，性平。归脾、肺、肾经。功能平补气阴，且性兼涩，故凡脾胃虚弱之证见脾虚食少、体倦便溏，及妇女带下、儿童消化不良的泄泻，皆可应用。山药既补脾肺之气，又益肺肾之阴，并能固涩肾精。用于治疗肺虚咳嗽，或肺肾两虚久咳久喘，肾虚不固的遗精、尿频等；及肾虚不固之带下清稀，绵绵不止；其益气养阴、生津止渴之效，能治疗阴虚内热，口渴多饮、小便频数的消渴证。现代药理研究证实，山药含薯蓣皂苷、薯蓣皂苷元、胆碱、植酸、维生素、甘露聚糖等。具有滋补、助消化、止咳、祛痰、脱敏和降血糖等作用。

【伍用功能】

人参、山药并用，一补助气分，一峻补真阴。山药汁浆液多，擅滋脏腑之阴，即以溉周身之液，张氏认为："其收涩也，能助人参以补气，其气味甘温，又能固下焦气化也，而兼有收摄之功，人参以总提气化，而斡旋之也，人参回阳，山药滋阴，又能温固下焦，滋补真阴，协同人参以回肾气之下趋，使之上行也。"且二者同用，一气一阴，一补一固，除补气生津外，又具补肾敛冲之功。

【主治】

1. 阴分亏损已久，浸至肺虚有痰，咳嗽劳喘，虚劳发热。

2. 阴阳两虚，喘逆迫促，有将脱之势，亦治肾虚不摄，冲气上干。

3. 脾弱不能健运，或腰膝酸痛，或黎明泄泻。

4. 吐衄证，其人下元虚损，中气衰惫或吐血过多，气分虚甚，喘促咳逆，血脱而气亦将脱。

5. 久痢不愈，身体因病羸弱者。

6. 霍乱吐泻已极，精神昏昏，气息奄奄，至危之候。

7. 妇女倒经。

8.膏淋。

【常用量】

人参：一钱至八钱。

山药：四钱至一两。

【张锡纯用药经验】

张锡纯谓：山药之性，能滋阴又兼能利湿，能滑润又能收涩，是以补肺、补肾兼补脾胃，且其含蛋白质最多，在滋补药中诚为无上之品，特性甚和平，宜多服常服耳。入药多生用，取其汁浆稠黏，滋阴固摄之效。

伤寒法，白虎汤用汗吐下后，当加人参。究之脉虚者，即宜加之，不必在汗吐下后也。愚自临证以来，遇阳明热炽，而其人素有内伤，或元气素弱，其脉或虚数，或数微者，皆投以白虎加人参汤。实验既久，知以生山药代粳米，则其方愈稳妥，见效亦愈速。

盖粳米不过调和胃气，而山药兼能固摄下焦元气。使元气素虚者，不至因服石膏、知母而作滑泄。且山药多含有蛋白之汁，最善滋阴，白虎汤得此，既祛实火又清虚热，内伤外感，须臾同愈。

一叟，年六旬。素亦羸弱多病，得伤寒证，绵延十余日。无苔黄厚而干，心中热渴，时觉烦躁。其不烦躁之时，即昏昏似睡，呼之眼微开，精神之衰惫可知。脉象细数，按之无力。投以凉润之剂，因其脉虚，又加野台党参佐之。大便忽滑泄，日下数次。因思此证，略用清火之药即滑泄者，必其下焦之气化不固。先用药固其下焦，再清其上焦、中焦未晚也。遂用熟地黄二两，酸石榴一个，连皮捣烂，同煎汤一大碗。分三次温饮下，大便遂固。间日投以此方，将山药改用一两，以生地黄代知母。煎汤成，徐徐温饮下，一次只饮药一大口。阅八点钟，始尽剂，病愈强半。翌日又按原方，如法煎服，病又愈强半。第三日又按其方服之，尽剂而愈。

白虎汤加人参，又以山药代粳米，既能补助气分托邪外出，更能生津止渴、滋阴退热，洵为完善之方。

人参　　麦冬

【单味药功用】

人参　略。

麦冬　又叫寸麦冬、麦门冬，为百合科多年生草本植物麦冬 *Ophiopogon japonicus*（L.f.）Ker-Gawl. 的块根。味甘、微苦，性微寒。归心、肺、胃经。本品既能养阴润肺、益胃生津，用于治疗肺阴不足，而有燥热的干咳痰黏、劳热咳嗽等，以及胃阴虚或热伤胃阴，口渴咽干、大便燥结；又具清心除烦之功，可治心阴虚及温病热邪扰及心营，心烦不眠、舌绛而干等。

【伍用功能】

人参大补中气、补脾益肺，为补肺之主药；麦冬养阴润肺、益胃生津，为润肺之要品；人参补肺，而有肺热还伤肺之虞，有麦冬以佐之，则转能退热。二者伍用，一补一润，一温一凉，补气生津之功更著，且清心除烦，又有补气宣阳利水之用。

【主治】

1. 阴分亏损已久，肺虚咳嗽劳喘，或兼肺有结核者。

2. 气弱不能宣通，小便不利。

3. 妇女倒经。

【常用量】

人参：三钱至四钱。

麦冬：四钱至六钱（带心）。

【张锡纯用药经验】

古方多以麦冬治肺虚咳嗽，独徐灵胎谓嗽者断不宜用。盖以其汁浆胶黏太甚，肺中稍有客邪，即可留滞不散，惟济以半夏之辛燥开通，则不惟治嗽甚效，治喘亦甚效。

张锡纯治阴分虚损，气弱不能宣通，致小便不利。爰立两方，以人参为君，辅以麦冬以济参之热，灵仙以行参之滞，少加地肤子为向导药，名之宣阳汤，以象日象暑；一方以熟地为君，辅以龟板以助熟地之润，芍药以行熟地之滞（芍药善利小便，故能行熟地之泥），亦少加肤子为向导药，名之济阴汤，以象月象寒。以治阴分虚损，血亏不能濡润，致小便不利。二方轮流服之，以象日月寒暑相推、往来屈伸相感之义。俾先服济阴汤，取其贞下起元也。服之三剂，小便稍利，再服宣阳汤，亦三剂，小便大利，又再服济阴汤，小便直如泉涌，肿遂尽消。病家疑而问曰：前服济阴汤，小便微通，此时又服之，何其功效百倍于从前。答曰：善哉问也。前服济阴汤，似于冬令，培草木之根，以厚其生长之基也，于服宣阳汤数剂后，再服济阴汤，如纯阳月后，一阴二阴甫生，时当五六月大雨沛行，万卉之畅茂，有迥异寻常者矣。

人参 苏子

【单味药功用】

人参 略。

苏子 又名紫苏子，为唇形科草本植物紫苏 *Perilla frutescens*（L.）Britt. 的成熟果实。味辛，性温。归肺、大肠经。本品降气化痰、止咳平喘，用于痰壅气逆、咳嗽气喘。还可润肠通便，用于肠燥便秘。

【伍用功能】

人参为补肺之主药；苏子降气化痰、止咳平喘；苏子与人参同用，又能降逆气之因虚而逆。平其逆气，则喘与嗽不治自愈也，故二者并用，补肺、降逆、平喘功彰。

【主治】

1. 肺虚有痰，咳嗽劳喘。

2. 阴阳两虚，喘逆迫出，有将脱之势；亦治肾虚不摄，冲气上干，致胃气不降作满闷。

【常用量】

人参：三钱至四钱。

苏子：二钱至四钱（炒捣）。

人参　　柴胡

【单味药功用】

人参　略。

柴胡　为伞形科多年生草本植物柴胡 *Bupleurum chinensis* DC.（北柴胡）和狭叶柴胡 *Bupleurum scorzonerifolium* Willd.（南柴胡）的根或全草。味苦、辛，性微寒。归肝、胆经。本品芳香疏泄，功擅疏散退热，尤善于疏散少阳半表半里之邪，而为治疗邪在少阳，寒热往来，胸胁苦满，口苦咽干等少阳证之要药；又能调达肝气、疏肝解郁、调经止痛，治疗肝郁气滞，月经不调，胸胁疼痛；还长于升举脾胃清阳之气，善治气虚下陷，神倦发热，食少便溏，久泻脱肛，胃、子宫下垂等病证；此外，本品还可退热截疟，又为治疗疟疾寒热的常用之品。

现代药理研究证明，柴胡具有镇静、安定、镇痛、解热、镇咳等广泛的中枢抑制作用。还有较好的抗脂肪肝、抗肝损伤、利胆、降低转氨酶作用。其有效成分柴胡皂苷有抗炎作用，又有降低血浆胆固醇作用。柴胡煎剂对结核杆菌有抑制作用，柴胡挥发油还有抗感冒病毒作用，以及增强机体免疫力的作用。

【伍用功能】

人参（潞党参）补气扶正，以逐邪外出；柴胡以升少阳之邪若伤寒疟疾是也。二药参合，一补一疏，祛邪截疟，故用于疟久气虚尤宜。

【主治】

久疟不愈，脉象弦而无力。

【常用量】

人参：三钱。

柴胡：三钱。

三 画

三七　　山药

【单味药功用】

三七　又名旱三七，为五加科多年生草本植物三七 *Panax notoginseng*（Burk.）F. H.Chen 的根。味甘微苦，性温。归肝、胃经。本品专走血分，既能止血，又能散瘀，药效卓著，有止血不留瘀、化瘀而不伤正之特点，诚为血证良药，以治咯血、吐血、便血、尿血、崩漏及外伤出血等；还具活血化瘀而消肿定痛之功，为伤科要药，用于跌打损伤，瘀滞疼痛。

据现代药理研究，三七尚能增加冠状动脉的血流量、减低冠状动脉的阻力、减慢心率、降低动脉压、减少心肌耗氧量等作用，故可用于治疗冠心病心绞痛等病。

山药　略。

【伍用功能】

三七化瘀止血、活血敛疮；山药益气补虚、滋阴固下、护胃，有留恋肠胃之功。二药伍用，一气一血，固气摄血，相得益彰。

【主治】

1. 吐血过多，气分虚甚。

2. 热痢下重证之兼虚者。

3. 痢久肠中腐烂，脓血腥臭，肠中欲腐，兼下焦虚惫，气虚滑脱者。

【常用量】

三七：二钱至三钱（轧细或药汁送服）。

山药：一两（生用）。

【张锡纯用药经验】

张锡纯谓："三七……善化瘀血，又善止血妄行，为吐衄要药，病愈后不至瘀血留于经络，证变虚劳（凡用药强止其血者，恒至血瘀经络成血痹虚劳）。兼治二便下血，女子血崩，痢疾下血鲜红（宜与鸦胆子并用）久不愈，肠中腐烂，浸成溃疡，所下之痢色紫腥臭，杂以脂膜，此乃肠烂欲穿（三七化腐生新，是以治之）。为其善化瘀血，故又善治女子癥瘕，月事不通，化瘀血而不伤新血，允为理血妙品。"

三七　　龙骨

【单味药功用】

三七　略。

龙骨　为古代多种大型哺乳动物，如三趾马、犀类、鹿类、牛类、象类等的骨骼化石或象类门齿的化石。味甘、涩，性平。归心、肝、肾经。龙骨质重，有很好的镇惊安神之效，为重镇安神要药，可用于治疗心神不宁、心悸失眠、惊痫癫狂。又有较强的平肝潜阳作用，用于肝阳上亢之头晕目眩、烦躁易怒等症。煅用有收敛固涩的功效，凡遗精、滑精、遗尿、尿频、崩漏、带下、自汗、盗汗等多种正虚滑脱之证，皆可用之。此外，煅龙骨外用，有吸湿敛疮、生肌之效，可用于湿疮痒疹及疮疡久溃不愈等。

【伍用功能】

三七祛瘀生新止血；龙骨性收涩，兼具开通之力，故能补肺络与胃中血管，以成止血之功，而又不至有遽止之患，致留瘀血为羔也。又佐以三七者，取其化腐生新，使损伤之处易愈；且性善理血，原为治衄之妙品也。二者有散有敛、有开有止，相佐为妙，收敛止血、化瘀生新。

【主治】

咯血、吐血，久不愈者。

【常用量】

三七：二钱（研细，药汁送服）。

龙骨：一两（生用，捣细）。

【张锡纯用药经验】

一妇人，年三十许，咳血三年，百药不效，即有愈时，旋复如故。后愚诊视，其夜间多汗，先用龙骨、牡蛎、山茱萸各一两煎服，以止其汗，一剂汗止，再服一剂，咳血之病亦愈。自此永不反复。

或问：《内经》谓阳明厥逆，则吐衄。西人谓胃中血管损伤破裂出血，则吐血。此二说亦相通乎？答曰：阳明厥逆，胃腑气血必有膨胀之弊，此血管之所以易破也。降其逆气，血管之破者自闭，设有不闭，则用龙骨、牡蛎诸收涩之药以补之，防其溃烂，佐以三七、乳香、没药诸生肌之品以养之，此拙拟补络补管汤所以效也。

此方原无三七，有乳香、没药各钱半。偶与友人景山谈及，景山谓："余治吐血，亦用兄补络补管汤，以三七代乳香、没药，则其效更捷。"愚闻之遂欣然易之。

景山又谓："龙骨、牡蛎能收敛上溢之热，使之下行，而上溢之血，亦随之下行归经，至山茱萸为补肝之妙品，凡因伤肝而吐血者，山茱萸又在所必需也。且龙骨、牡蛎之功用神妙无穷，即脉之虚弱已甚，日服补药毫无起象，或病虚极不受补者，投以大剂龙骨、牡蛎，莫不立见功效，余亦不知其何以能然也。"愚曰：人身阳之精为魂，阴之精为魄。魂魄安强，精神自足，虚弱自愈也。是龙骨、牡蛎，固为补魂魄精神之妙药也。

三七　　生地黄

【单味药功用】

三七　略。

生地黄　又名生地，为玄参科多年生草本植物地黄 *Rehmannia glutinosa* Libosch. 的根。味甘、苦，性寒。归心、肝、肺经。本品甘寒质润，苦寒清热，入营分、血分，为清热凉血、养阴生津之要药。用于热入营血，口干舌绛；又能清热泻火、凉血止血，还可用于治疗血热妄行，斑疹吐衄；其甘寒生津止渴之功，还可用于治疗津伤口渴、内热消渴。

【伍用功能】

三七化瘀止血；生地黄滋阴养血，最善清热、凉血、生新血。二药合用，其化瘀止血之功益强，生地黄清热凉血作用，可使妄行之血得靖；二者相伍，一止血、一养血，一化瘀、一清热，相互促进，可止血而不留瘀，化瘀而不伤正。

【主治】

吐血过多，上焦兼有烦热者。

【常用量】

三七：二钱（轧细，药汁送服）。

生地黄：六钱。

【张锡纯用药经验】

张锡纯谓："地黄大能滋阴养血，大剂服之，使阴血充足，人身元阳之气，自不至上脱下陷也。"

三七　　代赭石

【单味药功用】

三七　略。

代赭石　为三方晶系氧化物类矿物赤铁矿的矿石，产于许多种矿床和岩石中。开采后，除去杂石泥土，打碎生用或醋淬研粉用。味苦，性寒。归肝、心经。它既能平肝潜阳，又能清降肝火。用于治疗肝阳上亢，头晕目眩，及肝阳上亢肝火盛者；又可治肝肾阴虚，肝阳上亢者。其重镇降逆之功，用于气逆喘息。亦降上逆之肺气而平喘，用治哮喘有声，卧睡不得者，和肺肾不足，阴阳两虚之虚喘。本品有凉血止血之效，故用治血热妄行之吐血、衄血，及血热崩漏下血。

【伍用功能】

三七善化瘀血，又善止血妄行，为吐衄要药；代赭石色赤，性微凉，能生血兼能凉血，其质重坠，又善镇逆气，用之得当能建奇效。二者并伍，寒温相济，根石同用，重坠下行，降逆止血。

【主治】

吐血。

【常用量】

三七：二钱（轧细，送服）。

代赭石：八钱（生用，轧细）。

三七　　白芍

【单味药功用】

三七　略。

白芍　又名生杭白芍、白芍药，为毛茛科多年生草本植物芍药 *Paeonia lactiflora* Pall. 的根。味苦、酸、甘，性微寒。归肝、脾经。本品养血调经，用于治疗血虚或阴虚有热的月经不调、崩漏等症。又有养肝阴、调肝气、平肝阳、缓急止痛之效，用于治疗肝阴不足、肝气不舒或肝阳偏亢的头痛、眩晕、胁肋疼痛、脘腹四肢拘挛作痛等症。其敛阴止汗之功，可用于治疗阴虚盗汗，以及营卫不和的表虚自汗证。

【伍用功能】

三七化瘀止血、解毒化腐生肌；白芍滋阴养血、退热除烦，能收敛上焦浮越之热，下行自小便泻出，并能缓急止痛。二药相伍，一温一寒，补消结合，共奏行血和营、缓急止痛、解毒化腐、敛血止血之效。

【主治】

1.吐血，上焦兼有烦热者。

2.花柳毒淋，疼痛异常，或兼溺血。

3.痢久后重、腹痛，所下多似烂炙，且有腐败之臭。

【常用量】

三七：二钱至三钱（轧细）。

白芍：三钱至八钱。

三七　　血余炭

【单味药功用】

三七　略。

血余炭　为人发之加工品。收集人发，除去杂质，洗净晒干，焖煅成炭用，味苦、涩，性平。归肝、胃、膀胱经。本品收敛止血、化瘀利尿，用于治疗衄血、咯血、吐血、崩漏、便血、尿血、淋血等。

现代药理研究认为，本品含炭素、胱胺酸及脂类。灰分中含钙、钠、钾、锌、铜、铁、锰等多种微量元素。能缩短出凝血时间及血浆复钙时间。

【伍用功能】

三七为止血、化血之圣药，且又化瘀血而不伤新血；至血余，其化瘀血之力不如三七，而其补血之功则过之，以其原为人身之血所生，而能自还原化，且煅之为炭，而又有止血之力也。二药相伍，一根一炭，补血止血、化瘀生新。

【主治】

咯血、吐血、衄血及二便下血；兼理瘀血。

【常用量】

三七：二钱（研细送服）。

血余炭：一钱（煅存性）。

【张锡纯用药经验】

张锡纯曰："世医多谓三七为强止吐衄之药，不可轻用，非也。

此愚从屡次经验中得来，故敢确实言之。即单用三七四五钱，或至一两，以治吐血、衄血及大小便下血，皆效。常常服之，并治妇女经闭成癥瘕。"

曾治一童子，年十五，大便下血，数月不愈，所下者若烂炙，杂以油膜，医者诿谓不治，后愚诊视其脉，弦数无力。俾用生山药轧细作粥，调血余炭六七分服之，日二次，旬日全愈。

愚舅家表弟，年二十岁，大便下血，服药不愈，浸至下血腥臭，又浸至所下者杂以脂膜，且有似烂炙，医者诿谓不治。后愚往诊，视其脉数而无力，投以滋阴补虚、清热解毒之剂，煎汤送服，血余炭一钱，日服两次，旬日全愈。至于单用之以治吐血、衄血，更屡次获效也。

制血余炭法：用壮年剃下之发，碱水洗净，再用清水淘去碱味，晒干用铁锅泡至发质皆化为膏，晾冷、轧细、过罗，其发质未尽化者，可再泡之。

三七　　花蕊石

【单味药功用】

三七　略。

花蕊石　为变质岩类岩石蛇纹大理岩之石块。味酸、涩，性平，归肝经。本品化瘀止血。用于治疗吐血、咯血等出血兼瘀滞者及外伤出血等。

【伍用功能】

三七善化瘀血，又善止血妄行，花蕊石化瘀止血。张锡纯谓：

"盖三七与花蕊石同为止血之圣药，又同为化血之圣药，且又化瘀血而不伤新血。"二药参合，根石同用，以成化瘀生新止血之功。

【主治】

咯血、吐血及二便下血。兼理瘀血。

【常用量】

三七：二钱（研细，开水送服）。

花蕊石：三钱（煅存性，研细，开水送服）。

【张锡纯用药经验】

张氏用二味以治吐衄，愈后必无他患。

三七　　牡蛎

【单味药功用】

三七　略。

牡蛎　为牡蛎科动物长牡蛎 *Ostrea gigas* Thunb.、大连湾牡蛎 *O. talienwhanensis* Crosse 或近江牡蛎 *O. riuularis* Gould 等的贝壳。味咸、涩，性微寒。归肝、肾经。本品质重，功能平肝潜阳，用于肝阳上亢，头晕目眩。其软坚散结之功，可用于痰核、瘰疬、癥瘕等症的治疗。其收敛固涩之效，又可用于治疗遗精、滑精、遗尿、尿频、崩漏、带下、自汗、盗汗等多种正虚不固，滑脱之证。近年有报道用牡蛎煎服，治疗肺结核盗汗者，有较好疗效。此外，煅牡蛎有收敛制酸作用。

【伍用功能】

三七祛瘀生新止血；牡蛎收敛固涩，兼具开通之力，故能补肺络与胃中血管，以成止血之功，而又不至有遽止之患，致留瘀血为恙也。又佐以三七者，取其化腐生新，使损伤之处易愈，且其性善理血，原为治衄之妙品也。二者有散有敛，有开有止，相佐为妙，收敛止血，化瘀生新。

【主治】

咯血、吐血。

【常用量】

三七：二钱（研细，药汁送服）。

牡蛎：一两（生用，捣细）。

三七　　鸦胆子

【单味药功用】

三七　略。

鸦胆子　为苦木科常绿灌木或小乔木鸦胆子 *Brucea jauanica*（L.）Merr. 的成熟种子。味苦性寒。有小毒。归大肠、肝经。能清热解毒、燥湿杀虫、凉血止痢，故可用治热毒血痢，便下脓血、里急后重等症。又能清肝胆湿热，有杀虫截疟之功，对各种类型的疟疾均可应用。本品外用有腐蚀作用，用于治疗鸡眼赘疣。

现代药理研究认为，本品含生物碱、苷类、酸性成分、鸦胆子油等。鸭胆子仁及其有效成分对阿米巴原虫、疟原虫均有杀灭或抑制作用，并对流感病毒有抑制作用，有抗疟、抗肿瘤作用，对赘疣细胞可使细胞核固缩，细胞坏死、脱落。临床应用鸦胆子，其毒性反应发生率较高，乃由于其所含的挥发油有较强的刺激性所致。

【伍用功能】

三七善化瘀血，又善止血，且有解毒生肌之功；鸦胆子味至苦，而又善化瘀解毒清热，其消毒杀菌之力，全在于此。二药参合，一温一寒、一散一清，相互协同，共奏清热解毒、化瘀生肌之功。

【主治】

1. 力小任重，努力太过，以致血瘀膈上，常觉短气。若吐血未愈者，多服补药或凉药，或多用诸药炭，强止其血，亦可有此病（皆宜服此药化之）。

2. 花柳毒淋，或兼溺血。

3. 痢久郁热生毒，肠中腐烂，所下多似烂炙，且有腐败之臭。

4. 热痢。

【常用量】

三七：二钱至三钱（轧细，开水或白砂糖水送服）。

鸦胆子：三十粒至六十粒（去皮，拣成实者开水或白砂糖水或粥送服）。

【张锡纯用药经验】

张锡纯曰："鸦胆子味极苦，性凉，为凉血解毒之要药。善治热痢赤痢，二便因热下血，最能清血中之热及肠中之热，防腐生肌，诚有奇效。愚生平用此药治愈至险之赤痢不胜计。用时去皮，每服二十五粒，极多至五十粒，白糖水送下。此物囫囵吞服，去皮时仁有破者，去之勿服，服之恐作呕吐。"

按：鸦胆子诸家未言治疮解毒，而愚用之以治梅毒及花柳毒淋皆有效验，捣烂醋调敷疔毒，效验异常，洵良药也。

一童子，年十四，夏日牧牛野间。众牧童嬉戏，强屈其项背，纳头裤中，倒缚其手，置而弗顾，戏名为看瓜。后经人救出，气息已断。俾盘膝坐，捶其腰背，多时方苏。惟觉有物填塞胸膈，压其胸中大气，妨碍呼吸。剧时气息仍断，两目上翻，身躯后挺。此必因在裤中闷极之时努挣不出，热血随努挣之气力上溢，而停于膈上也。俾单用三七三钱捣细，开水送服，两次全愈。

一人，年四十七，素患吐血。医者谓其虚弱，俾服补药连服十余剂，觉胸中发紧，而血溢不止。后有人语以治吐血便方，大黄、肉桂各五分轧细，开水送服，一剂血止。然因从前误服补药，胸中常觉不舒，饮食减少，四肢酸懒无力。愚诊之，脉似沉牢，知其膈上瘀血为患也。俾用鸦胆子五十粒去皮，糖水送服，日两次，数日而愈。

一妇人，年五十许，素吸鸦片，又当恼怒之余，初患赤痢，滞下无度。因治疗失宜，渐至血液腐败，间如烂炙，恶心懒食，少腹切疼。其脉洪数，纯是热象。亦治以此汤，加知母、白头翁各四钱，当日煎渣。又另取鸦胆子六十粒、三七二钱，送服。每日如此服药两次，三日全愈。

戊午秋日，愚初至奉天，有铁岭李济臣年二十八。下痢四十余日，脓血杂以脂膜，屡次服药，病益增剧，羸弱已甚。诊其脉，数而细弱，两尺尤甚，亦治以此方。服后两点钟腹疼一阵，下脓血若干。病家言从前腹疼不若是之剧，所下者亦不若是之多，似疑药不对证。愚曰：腹中瘀滞下尽即愈矣。俾再用白蔗糖化水，送服去皮鸦胆子五十粒。此时已届晚九点钟，一夜安睡，至明晨，大便不见脓血矣。后间日大便，又少带紫血。俾仍用山药粥送服鸦胆子二十粒，数次全愈。

三棱　　莪术

【单味药功用】

三棱　为黑三棱科多年生草本植物黑三棱 *Sparganium stoloniferum* Buch.-Ham. 的块茎。味苦、辛，性平。归肝、脾经。本品破血行气、消积止痛。用于气滞血瘀所致的癥瘕积聚、经闭，以及心腹瘀痛、食积脘腹胀痛等症。三棱偏于破血。

莪术　为姜科多年生宿根草本植物蓬莪术 *Curcuma phaeocaulis* Val.、广西莪术 *C.kwan-gsiensis* S.Lee et C.F.Liang 或温郁金 *C.wenyujin* Y.H.Chen et C.Ling 的根茎。味辛、苦，性温。归肝、脾经。本品辛，散，苦泄温通，既能破血逐瘀，又能行气止痛，用于气滞血瘀所致的癥瘕积聚、经闭以及心腹瘀痛等；莪术不仅能消血瘀癥积，同时又能破气消食积，用于食积脘腹胀痛。

此外，本品还可用于跌打损伤、瘀肿疼痛，亦取其化瘀消肿止痛之功。

现代临床用本品治子宫颈癌等多种癌肿，以莪术注射液瘤体注射为主，每次 10～30mL（含生药20～60g），也可配其他药物煎剂内服。

【伍用功能】

三棱气味俱淡，微辛；莪术味微苦，气微香，亦微辛。性皆微温，为化瘀血之要药。张氏谓："化血之力三棱优于莪术，理气之力莪术优于三棱。"张氏于破血药中，独喜用三棱、莪术者，诚以其既善破血，尤善调气。补药剂中以为佐使，将有瘀者瘀可徐消，既无瘀者亦可借其流通之力，以行补药之滞，而补药之力愈大也。且二者能消冲中瘀血，善理肝胆之郁，善开至坚之结。二药伍用，气血双施，相须为用，破血消癥、行气止痛，运化药力。

【主治】

1. 虚劳，肌肤甲错。

2. 妇女经闭不行，或产后恶露不尽，结为癥瘕。亦治室女月闭血枯。并治男子劳瘵，一切脏腑癥瘕、积聚、气郁、脾弱、满闷、痞胀、不能饮食。

3. 瘰疬。

4. 腰腿疼，胁下焮疼。

【常用量】

三棱：一钱至二两。

莪术：一钱至二两。

【张锡纯用药经验】

张锡纯谓："三棱、莪术，若治陡然腹胁疼痛，由于气血凝滞者，可但用三棱、莪术，不必以补药佐之，若治瘀血积久过坚硬者，原非数剂所能愈，必以补药佐之，方能久服无弊。或用黄芪六钱，三棱、莪术各三钱，或减黄芪三钱，加野台党参三钱，其补破之力皆可相敌，不但气血不受伤损，瘀血之化亦较速，盖人之气血壮旺，愈能驾驭药力以胜病也。"又说："三棱气味俱淡，微有辛意，莪术味微苦，气微香，亦微有辛意，性皆微温，为化瘀血之要药。以治男人痃癖，女子癥瘕，月闭不通，性非猛烈而建功甚速。其行气之力，又能治心腹疼痛、胁下胀疼，一切血凝气滞之证。若与参、术、芪诸药并用，大能开胃进食、调血和血。"

邻村武生李卓亭夫人，年三十余，癥瘕起于少腹，渐长而上，其当年长者尚软，隔年即硬如石，七年之间上至心口，旁塞两肋，饮食减少，时而昏睡，剧时昏睡一昼夜，不饮不食，屡次服药无效。后愚为诊视，脉虽虚弱，至数不数，许为治愈，授以拙拟理冲汤方（生黄芪三钱，党参二钱，於术二钱，生山药五钱，天花粉四钱，知母四钱，三棱三钱，莪术三钱，生鸡内金黄者三钱），病人自揣其病断无可治之理，竟置不服。次年病益进，昏睡四日不醒，愚用药救醒之，遂恳切告之曰："去岁若用愚方，病愈已久，何至危困若此，然此病尚可为，慎勿再迟延也。"仍为开前方。病人喜，信愚言，连服三十余剂，磊块皆消。惟最初所结之病根，大如核桃之巨者尚在，又加水蛭（不宜炙），服数剂全愈。

干姜　　白芍

【单味药功用】

干姜　为姜科多年生草本植物姜 *Zingiber officinale* Rosc. 的干燥根茎。冬季采收，纯净后切片晒干或低温烘干。味辛，性热。归脾、胃、心、肺经。本品辛热燥烈，主入脾胃而长于温中散寒、健运脾阳，用于脘腹冷痛、寒呕、冷泻。其回阳通脉之功，可用于亡阳证。其温肺化饮之功，可用于寒饮咳喘背冷、痰多清稀之证。

白芍　略。

【伍用功能】

干姜味辛性热，为补助上焦、中焦阳分之要药。白芍味苦、微酸，性凉多液，善滋阴养血、退热除烦，能收敛上焦浮越之热下行自小便泻出，为阴虚有热小便不利之要药。张氏认为："既用干姜之热，复用芍药之凉，脾胃与肝胆，左右对待之脏腑也。肝胆属木中藏相火，其性恒与热药不宜。用芍药者，所以防干姜之热力入肝也。且肝为藏血之脏，得芍药之凉润者以养之，则宁谧收敛，而血不妄行。"干姜以助心肺之阳而宣通之，白芍苦平，其酸敛之性可制虚火之浮游。其凉润之性，善滋肝胆之阴，即预防肝胆之热也。况其善利小便，小便利而痰饮自减乎。二药相伍，一热一寒，一散一敛，相互制约，相互促进，宣通阳气、利痰化饮、养肝敛阴功效增加。

【主治】

1. 治吐衄，脉虚濡而迟。

2. 治因心肺阳虚，致脾湿不升，胃郁不降，饮食不能运化精微，亦为饮邪，停于胃口为满闷，溢于膈上为短气，渍满肺窍为喘促，滞腻咽喉为咳吐黏涎。甚或阴霾布满上焦，心肺之阳不能畅舒，转郁而作热。或阴气逼阳外出为身热，迫阳气上浮为耳聋。脉弦迟细弱。

【常用量】

干姜：三钱至五钱。

白芍：二钱。

干姜　　朴硝

【单味药功用】

干姜　略。

朴硝　为含硫酸钠的天然矿物经粗制而成的结晶体。味辛苦咸、性寒，归胃、大肠经。功能泻热、润燥、软坚。用于治疗胃肠实热积滞、腹胀便秘、停痰积聚、目赤肿痛、喉痹、痈肿等。

【伍用功能】

干姜其味至辛，具有宣通之力；朴硝味咸，咸能软坚，性又善消，故能通大便燥结，化一切瘀滞。干姜性热，朴硝性寒，二药并用，善开寒火之凝滞。寒火之凝滞于肠间易开，宿物之停滞于肠间亦易开也。

【主治】

宿食结于肠间不能下行，大便多日不通。其证或因饮食过度，或因恣食生冷，或因寒火凝结。

【常用量】

干姜：二钱。

朴硝：五钱。

【张锡纯用药经验】

寒多者，酌加干姜数钱。呕多者，可先用代赭石一两，干姜半钱煎服，以止其呕吐。

愚用此方（赭遂攻结汤）救人多矣，即食结中脘、下脘，亦未有不随手奏效者。

干姜　　桂枝

【单味药功用】

干姜　略。

桂枝　又叫嫩桂枝、桂枝尖，为樟科常绿乔木肉桂 Cinnamomum cassia Presl 的嫩枝。味辛、甘，性温。归心、肺、膀胱经。本品辛甘温煦，甘温通阳扶卫，故有助卫实表、发汗解肌、外散风寒之功，可用于风寒感冒，表虚有汗、恶风、发热之证；又能温通经脉、散寒止痛，可用于寒凝血滞诸痛证。其助阳化气之功，又可用于痰饮、蓄水证；其温心阳、通血脉、止悸动功能，还可用治心悸动、胸痹、胸痛、气短、憋气、脉结代等症，重用本品还可治疗奔豚病。

【伍用功能】

干姜味辛性热，为补助上焦、中焦阳分之要药，且具有宣通之力；桂枝味辛微甘，性温，力善宣通，助阳化气，更能助下焦之阳，三焦阳气宣通，水饮亦随之宣通，而不复停滞为患矣。二药相伍，性温宣通，其宣通阳气、温阳化饮之功益彰。

【主治】

1. 水肿小便不利、自觉寒凉者。

2. 饮邪、满闷、短气、喘促、黏涎、身热等证属心肺阳虚者。

【常用量】

干姜：三钱至五钱。

桂枝：二钱。

【张锡纯用药经验】

干姜为补助上焦、中焦阳分之要药，且具宣通之力；桂枝力善宣通，能导引三焦下通膀胱以利小便，升大气、降逆气，散寒邪、和营卫，暖肌肉、活血脉。姜桂同用，味辛性寒，一助中焦之阳，一助上下焦之阳，三焦阳气宣通，水饮亦随之宣通。

桂枝、干姜伍用，出自《伤寒论》第40条："伤寒表不解，心下有水气，干呕，发热而咳，或渴，或利，或噫，或小便不利，少腹满，或喘者，小青龙汤主之。"太阳伤寒兼里停水饮证的证治，取桂枝解表邪、增强通阳宣散之功，干姜散寒化饮之用。

一妇人，年三十许。身形素丰，胸中痰涎郁结，若碍饮食，上焦时觉烦热，偶服礞石滚痰丸有效，遂日日服之。初则饮食加多，继则饮食渐减，后则一日不服，即不能进饮食。又久服之，竟分毫无效，日仅一餐，进食少许，犹不能消化。且时觉热气上腾，耳鸣欲聋，始疑药不对证。求愚诊治，其脉象浮大，按之甚软。愚曰："此证心肺阳虚，脾胃气弱，为服苦寒攻泻之药太过，故病证脉象如斯也。"拟治以理饮汤。病家谓：从前医者，少用桂附即不能容受，恐难再用热药。愚曰："桂附原非正治心肺脾胃之药，况又些些用之，病重药轻，宜其不受。若拙拟理饮汤，於术四钱、干姜五钱、桂枝尖二钱、炙甘草二钱、茯苓片二钱、生杭白芍二钱、橘红钱半、川厚朴钱半。与此证针芥相投，服之必无他变。若畏此药，不敢轻服，单用干姜五钱试服亦可。"病家依愚言，煎服干姜后，耳鸣即止，须臾觉胸次开通。继投以理饮汤，服数剂，心中亦觉凉甚。将干姜改用一两，又服二十余剂，病遂除根。

丈菊子　　鸦胆子

【单味药功用】

丈菊子　又名向日葵，为菊科植物向日葵 *Helianthus an-nuus* L. 的种子。其子治血痢、透痈脓。其花祛风、明目，又可催生。

鸦胆子　略。

【伍用功能】

丈菊子其花善催生，子善治淋；鸦胆子味极苦、性凉，又善化瘀解毒清热。二药相伍，解毒、清热、通淋功效增强。

【主治】

花柳毒淋，无论初起日久，凡有热者，服之皆效。

【常用量】

丈菊子：一两（捣碎）。

鸦胆子：四十粒（去皮），仁破者勿用，服时宜囫囵吞下。

上药二味，将丈菊子煎汤一盅，送服鸦胆子。

【张锡纯用药经验】

此张锡纯消毒二仙丹药物组成。邻村一少年，患此证，便时膏淋与血液相杂，疼痛颇剧，语以此方，数次全愈。

张锡纯谓："鸦胆子诸家未言治疮解毒，而愚用之以治梅毒及花柳毒淋皆有效验，捣烂醋调敷疔毒，效验异常，诚良药也。"

大黄　　肉桂

【单味药功用】

大黄　又名川军，为蓼科多年生草本植物掌叶大黄 *Rheum palmatum* L.、唐古特大黄 *Rheum tanguticum* Maxim. ex Balf. 或药用大黄 *Rheum officinale* Baill. 的根及根茎。本品苦寒。归脾、胃、大肠、肝、心经。有较强的泻下通便、荡涤胃肠积滞作用。用于治疗大便秘结、胃肠积滞之病症。其苦降之性，能使上炎之火下泻，又具清热泻火、止血之功。用于治疗血热妄行之吐血、衄血、咯血，以及火邪上炎所致的目赤、咽喉肿痛、牙龈肿痛等症。其解毒之功，并可用于热毒疮疡、烧烫伤，本品有较好的活血化瘀作用，可用于治疗瘀血证。

现代药理研究认为，大黄能增加肠蠕动，抑制肠内水分吸收，促进排便；有抗感染作用，对多种革兰阳性和阴性细菌均有抑制作用，对流感病毒也有抑制作用；由于含有鞣质，故泻后又有便秘现象，有健胃和利胆作用。此外，本品还有止血、保肝、降压、降低血清胆固醇等作用。

肉桂　为樟科常绿乔木植物肉桂 *Cinnamomum cassia* Presl 的树皮。本品味辛、甘，性热。归脾、肾、心、肝经。其甘热助阳补火之功，用于治疗肾阳衰弱的阳痿宫冷、虚喘心悸等。其散寒止痛之效，又可治疗心腹冷痛、寒疝作痛等。其温通经脉作用，可用于寒痹腰痛、胸痹、阴疽、闭经、痛经。

【伍用功能】

平肝之药，以桂为最要，肝属木，木得桂则枯也，而单用之则失于热；降胃止血之药，以大黄为最要，胃气不上逆，血即不逆行也，而单用之又失于寒。二药并用，寒热相济，性归和平，降胃平肝，兼顾无遗。

【主治】

肝郁多怒，胃郁气逆，致吐血、衄血及吐衄之症屡服他药不效者。

【常用量】

大黄：一钱（研细末送服）。

肉桂：一钱（研细末送服）。

【张锡纯用药经验】

俗传方，原有用此二药为散，治吐血者，用于此证当有捷效，而再以重坠之药辅之，则力专下行，其效当更捷也。遂用大黄、肉桂细末各一钱和匀，更用生赭石细末煎汤送下，吐血顿愈，恼怒之梦，亦从此不作。后又遇吐血者数人，投以此方，皆随手奏效。至其人身体壮实而暴得吐血者，又少变通其方，大黄、肉桂细末各用钱半，将生赭石细末六钱与之和匀，分三次服，白开水送下，约半点钟服一次。

张锡纯谓："肉桂味辣兼甜，以甜胜者为佳，含有油性，厚薄不计。味不浓，又甚干枯者，系枯树之皮，不可用。"

山茱萸　　三七

【单味药功用】

山茱萸　又叫山萸肉，为山茱萸科落叶小乔木植物山茱萸 *Cornus officinalis* Sieb.et Zucc. 的成熟果肉。味酸涩、性微温。归肝、肾经。本品酸，微温，质润，其性温而不燥，补而不峻，既能补肾益精，又能温肾助阳，既能补阴，又能补阳，为补益肝肾之要药。其固精止遗之功，可用于遗精、遗尿的治疗。其补肝肾、固冲任功效，可用于崩漏下血及月经过多。其敛汗固脱的作用，还可治疗大汗不止，体虚欲脱证。此外，本品亦治消渴证。

三七　略。

【伍用功能】

山茱萸收敛元气，收涩之中兼具开通之力，故能补肺络与胃中血管，以成止血之功，而又不至有骤止之患，至留瘀血为羞也；三七化腐生新，使损伤之处易愈，且其性善理血，原为治衄之妙品也。二药相伍，一敛一散，收敛止血、祛瘀生新。

【主治】

咯血、吐血久不愈者。

【常用量】

山茱萸：一两（去净核）。

三七：二钱（研细，药汁送服）。

山茱萸　　山药

【单味药功用】

山茱萸　略。

山药　略。

【伍用功能】

山茱萸补肝敛肾，封固肾关，且敛肝气之脱；山药峻补真阴，补脾固肾，又能温固下焦气化也。二药伍用，敛补建功，相得益彰，其滋阴补虚、补脾固肾、敛肝固脱之力增强。

【主治】

1. 大病后阴阳不相维系。阳欲上脱，阴欲下脱。

2. 脾胃真气外泄。

3. 阴阳两虚，喘逆迫促，有将脱之势。

4. 阴虚不纳气作喘逆。

5. 下焦元气虚惫。

6. 吐衄不止。

7. 消渴。

8. 霍乱吐泻已极，精神昏昏，气息奄奄，至危之候。

9. 室女月闭血枯。

【常用量】

山茱萸：四钱至一两（去净核）。

山药：五钱至一两。

【张锡纯用药经验】

或问：既济汤原为救脱之药，方中何以不用人参？答曰：人参之性补而兼升，以治上脱，转有气高不返之虞。喻嘉言《寓意草》中论之甚详。惟与赭石同用，始能纳气归根。而证兼下脱者，赭石又不宜用，为不用赭石，所以不敢用人参。且阳之上脱也，皆因真阴虚损，不能潜藏元阳，阳气始无所系恋而上奔。故方中重用熟地、山药以峻补真阴，俾阴足自能潜阳，而佐以附子之辛热，原与元阳为同气，协同芍药之苦降（《本经》味苦），自能引浮越之元阳下归其宅。更有山茱萸、龙骨、牡蛎以收敛之，俾其阴阳固结，不但元阳不复上脱，而真阴亦永不下脱也。

一妊妇得霍乱证，吐泻约一昼夜，病稍退胎忽滑下。觉神气顿散，心摇摇似不能支持，求愚治疗。既至，则病势大革殓服在身，已舁诸床，病家欲竟不诊视。愚曰："一息犹存，即可挽回。"诊之，脉若有若无，气息奄奄，呼之不应。取药无及，适此舍翁，预购药两剂未服，亦系愚方，共有山茱萸六钱，急拣出煎汤灌下，气息稍大，呼之能应。又取山茱萸、生山药各二两，煎汤一大碗，徐徐温饮下，精神顿复。俾日用生山药末两余，煮粥服之，以善其后。

历观以上诸案，则山茱萸救脱之功，较参、术、芪不更胜哉。盖山茱萸之性，不独补肝也，凡人身之阴阳气血将散者，皆能敛之。故救脱之药，当以山茱萸为第一。

邻村李子勋，年五旬，偶相值，求为诊脉，言前月有病服药已愈，近觉身体清爽，未知脉象何如。诊之，其脉尺部无根，寸部摇摇有将脱之势，因其自谓病愈，若遽悚以危语，彼必不信，姑以脉象平和答之。遂秘谓其侄曰："令叔之脉甚危险，当服补敛之药，以防元气之暴脱。"其侄向彼述之，果不相信。后二日，忽遣人迎愚，言其骤然眩晕不起，求为诊治。既至见其周身颤动，头上汗出，言语错乱，自言心怔忡不能支持，其脉上盛下虚之象较前益甚，急投以山茱萸两半，生龙骨、生牡蛎、野台党参、生赭石各五钱，一剂即愈。继将山茱萸改用一两，加生山药八钱，连服数剂，脉亦复常。按：此方赭石之分量，宜稍重于台党参。

山茱萸之性，又善息内风。族家嫂，产后十余日，周身汗出不止，且四肢发搐，此因汗出过多而内风动也。急用净山茱萸、生山药各二两，俾煎汤服之，两剂愈。

山茱萸　　龙骨

【单味药功用】

山茱萸　略。

龙骨　略。

【伍用功能】

山茱萸味酸性温，大能收敛元气，振作精神，固涩滑脱；龙骨味淡微辛、性平，质最黏涩，具有翕收之力，故能收敛元气、镇安精神、固涩滑脱。二药伍用，性皆收涩，其平肝潜阳、固涩收敛、安神定志之功益彰。

【主治】

1. 大病后阴阳不相维系，阳欲上脱，阴欲下脱。

2. 寒温外感诸证，大病瘥后不能自复，寒热往来，虚汗淋漓，或但热不寒，汗出而热解，须臾又热又汗。目睛上窜，势危欲脱，或喘逆，或怔忡，或气虚不足以息，诸证若见一端，即宜急服。

3. 阴阳两虚，喘逆迫促，有将脱之势。

4. 心虚怔忡。

5. 咯血、吐血。

6. 脾气虚极下陷，小便不禁。

7. 类中风。

8. 妇女血崩。

【常用量】

山茱萸：四钱至二两（去净核）。

龙骨：四钱至一两（生用或煅捣细）。

【张锡纯用药经验】

张氏云："龙骨入肝以安魂，平肝潜阳，收敛建功，俾其阴阳固结，不但元阳不复上脱，真阴亦永不下脱矣。大能收敛心气之耗散，并三焦之气化亦可因之团聚，且性皆收涩，又兼具开通之力，故能补肺络与胃中血管，以成止血之功。而又不至有遽止之患，致留瘀为恙也。"

一妇人，年三十许，咳血三年，百药不效，即有愈时，旋复如故。后愚诊视，其夜间多汗，先用龙骨、牡蛎、山茱萸各一两煎服，以止其汗。一剂汗止，再服一剂，咳血之病亦愈。自此永不反复。后又治一少年，或旬日，或浃辰之间，必吐血数口，浸至每日必吐，屡治无效。其脉近和平，微有芤象，亦治以龙骨、牡蛎、山茱萸各一两，三剂而愈。

景山又谓："龙骨、牡蛎能收敛上溢之热，使之下行，而上溢之血，亦随之下行归经，至萸肉为补肝之妙药，凡因伤肝而吐血者山茱萸又在所必需也。且龙骨、牡蛎之功用神妙无穷，即脉之虚弱已甚，日服补药毫无起象，或虚极不受补者，投以大剂龙骨、牡蛎，莫不立见功效，余亦不知其何以能然也。"愚曰：人身阳之精为魂，阴之精为魄。龙骨能安魂，牡蛎能强魄，魂魄安强，精神自足，虚弱自愈也。是龙骨、牡蛎，固为补魂魄精神之妙药也。

友人毛仙阁之哲嗣印棠，年二十余。于孟冬得伤寒证，调治十余日，表里皆解。忽遍身发热，顿饭顷，汗出淋漓热顿解，须臾又热又汗，若是两昼夜，势近垂危。仓猝迎愚诊治，及至见汗出，浑身如洗，目上窜不露黑睛，左脉微细模糊，按之即无，此肝胆虚极，而元气欲脱也。盖肝胆虚者，其病象为寒热往来，此证之忽热忽汗，亦即寒热往来之意。急用山茱萸二两煎服，热与汗均愈其半，遂为疏方，用净山茱萸二两，生龙骨、生牡蛎各一两，生杭白芍六钱，野台党参四钱，炙甘草二钱，连服两剂病若失。

山茱萸　　台党参

【单味药功用】

山茱萸　略。

台党参　为桔梗科多年生草本植物党参 *Codonopsis piLosula*（Franch.）Nannf. 及多种同属植物的干燥根。味甘性平。归脾、肺经。它既能补中益气、补益肺气，用于治疗中气不足的体虚倦怠、食少便溏，肺气亏虚的咳嗽气促、语声低弱等。又能益气生津、生血，用于治疗气津两伤的气短口渴及气血双亏的面色萎黄、头晕心悸等。此外，对气虚外感及正虚邪实之证，亦可随证配解表药或攻里药，以扶正祛邪。（张锡纯谓："今之党参即古之人参，为其生于山西之上党山谷，故曰党参。而生于山西之五台山者尤佳，故又别之曰台党参。与今之辽东人参原非一种，而气温性和，实较辽人参为易用。且其价又甚廉，贫家亦可服用，诚济世之良药也。今辽东亦多有此药，不必皆生于山西。然必参皮作横纹，若胡莱菔之纹，而更密于胡莱菔之纹者，方为野山自生之参，用之以代人参甚有功效。若无横纹，系土人种植之物，不堪用也。又斯编方中所用人参，皆可用野党参代之，而不可用辽东秧参代之。辽东秧参俗名高丽参，其性燥热，不宜轻用，而用于伤寒、瘟疫诸方中，尤非所宜。又有潞党参，皮色微红，生于潞安紫团山，故又名紫团参。其补力亚于台党参，而性平不热，用于气虚有热者甚宜。"）

【伍用功能】

山茱萸味酸性温，大能收敛元气，固涩滑脱。因得木气最厚，收涩之中兼具条畅之性，故又通利九窍、流通血脉，且敛正气而不敛邪气，盖山茱萸之性，不独补肝也，凡人身之阴阳气血将散者，皆能敛之。故救脱之药，当以山茱萸为第一；台党参益气补虚。参萸并用，补脾胃之气，并收敛脾胃真气，且重用参以回阳，山茱萸以敛汗固脱，借其收敛下行之力，能大补肾中元气，元气既旺，相火自生。二药参合，补益元气、固阳救逆、敛汗固脱之功独胜。

【主治】

1.外感诸证，大病瘥后不能自复，寒热往来，虚汗淋漓，或但热不寒，汗出而热解，须臾又热又汗，目睛上窜，势危欲脱，或喘逆，或怔忡，或气虚不足以息，诸证若见一端，即宜急服。

2. 脾胃真气外泄。

3. 阴阳两虚，喘逆迫促，有将脱之势。

4. 下焦元气虚惫，相火衰微。

5. 霍乱吐泻已极，精神昏昏，气息奄奄，至危之候。

6. 目瞳散大昏耗，或觉视物乏力。

7. 类中风。

【常用量】

山茱萸：四钱至二两（去净核）。

台党参：四钱至八钱。

【张锡纯用药经验】

一少年，素伤烟色，又感冒风寒，医者用表散药数剂而愈。间日忽遍身冷汗，心怔忡异常，自言气息将断，急求为调治，诊其脉浮弱无根，左右皆然。愚曰：此证虽危易治，得山茱萸数两，可保无虞。时当霖雨，药坊隔五里许，遣快骑冒雨急取净山茱萸四两、人参五钱，先用山茱萸二两，煎数沸急服之，心定汗止，气亦接续，又将人参切作小块，用所余山茱萸，煎浓汤送下，病若失。

凡人元气之脱，皆脱在肝。故人虚极者，其肝风必先动，肝风动，即元气欲脱之兆也。又肝与胆脏腑相依，胆为少阳，有病主寒热往来，肝为厥阴，虚极亦为寒热往来，为有寒热，故多出汗。山茱萸既能敛汗，又善补肝，是以肝虚极而元气将脱者服之最效。愚初试出此药之能力，以为一己之创见，及详观《神农本草经》山茱萸原主寒热，其所主之寒热，即肝经虚极之寒热往来也。特从前涉猎观之，忽不加察，且益叹《本经》之精当，实非后世本草所能及也。又《本经》谓山茱萸能逐寒湿痹，是以前方可用以治心腹疼痛。四卷曲直汤用以治肢体疼痛，为其味酸能敛。二卷补络补管汤，用之以治咯血吐血，再合以此方重用之，最善救脱敛汗，则山茱萸功用之妙，真令人不可思议矣。

　　邑许孝子庄赵叟，年六十三岁，于仲冬得伤寒证，痰喘甚剧，其脉浮而弱，不任循按，问其平素，言有劳病，冬日恒发喘嗽。再三筹思，强治以小青龙汤去麻黄，加杏仁、生石膏，为其脉弱，俾预购补药数种备用。服药后喘稍愈，再诊其脉微弱益甚，遂急用山茱萸一两，生龙骨、生牡蛎各六钱，野台党参四钱，生杭白芍三钱为方，皆所素购也。煎汤甫成，此时病人呼吸俱微，自觉气息不续，急将药饮下，气息遂能接续。

山茱萸　　当归

【单味药功用】

山茱萸　略。

当归　为伞形科多年生草本植物当归 *Angelica sinensis*（Oliv.）Diels 的根。味甘、辛，性温。归肝、心、脾经。本品甘温质润，为补血要药。用于心肝血虚，面色萎黄、眩晕心悸等。既能补血、活血，又能调经，为妇科要药。用于血虚或血虚而兼有瘀滞的月经不调、痛经、经闭等症。其散寒止痛之效，可用于血虚、血滞而兼有寒凝，以及跌打损伤、风湿痹阻的疼痛。当归既能活血消肿止痛，又能补血生肌，故亦用于痈疽疮疡。其养血润肠通便之功，还可用于血虚肠燥便秘的治疗。此外，还能治久咳气喘。

【伍用功能】

山茱萸得木气最厚，酸收之中，大具开通之力，以木性喜条达故也。《神农本经》谓主寒湿痹。诸家本草，多谓其能通利九窍。其性不但补肝，而兼能利通气血可知。当归补血活血通络。二药伍用，补中有散，敛中有活，相互促进，养血活血、补肝通络功效增强。

【主治】

肝虚腿疼，左部脉微弱者。

【常用量】

山茱萸：一两（去净核）。

当归：三钱。

【张锡纯用药经验】

张锡纯谓："若但视为收涩之品，则浅之乎视山茱萸矣。特是其核与肉之性相反，用者须加审慎，千万将核去净。"

安东友人刘仲友，年五十许。其左臂常觉发热，且有酸软之意。医者屡次投以凉剂，发热如故，转觉脾胃消化力减少。后愚诊之，右脉和平如常，左脉微弱，较差于右脉一倍。询其心中不觉凉热，知其肝木之气虚弱，不能条畅敷荣，其中所寄之相火，郁于左臂之经络而作热也。遂治以曲直汤，加生黄芪八钱，佐山茱萸以壮旺肝气，赤芍药三钱，佐当归、丹参诸药以流通经络，服两剂，左脉即见起，又服十剂全愈。

寿田之侄甲升，从愚学医。曾治一人，年三十余，于季冬负重贸易，日行百里，歇息时，又屡坐寒地，后觉腿疼不能行步，浸至卧床不能转侧，周身筋骨似皆痿废，延医调治罔效。甲升治以曲直汤，方中当归、丹参、乳香、没药皆改用四钱，去知母，加黄芪一两，服至五剂后，腿即不疼，又服十余剂全愈。

门生万泽东，曾治一壮年男子，因屡经恼怒之余，腹中常常作疼。他医用通气、活血、消食、祛寒之药，皆不效。诊其脉左关微弱，知系怒久伤肝，肝虚不能疏泄也。遂用山茱萸二两，佐以当归、丹参、柏子仁各数钱，连服数剂，腹疼遂愈。后凡遇此等证，投以此方皆效。

山茱萸　　牡蛎

【单味药功用】

山茱萸　略。

牡蛎　略。

【伍用功能】

山茱萸味酸性温，大能收敛元气、振作精神、固涩滑脱；牡蛎味咸而涩，性微凉，平肝潜阳，收敛建功。二药伍用，性皆收涩，其平肝潜阳、固涩收敛、安神定志之功益彰。

【主治】

1.大病后阴阳不相维系，阳欲上脱，阴欲下脱。

2.寒温外感诸证，大病瘥后不能自复，寒热往来，虚汗淋漓，或但热不寒，汗出而热解，须臾又热又汗，目睛上窜，势危欲脱，或喘逆，或怔忡，或气虚不足以息，诸证若见一端，即宜急服。

3.阴阳两虚，喘逆迫促，有将脱之势。

4.心虚怔忡。

5.咯血、吐血。

6. 脾气虚极下陷，小便不禁。

7. 类中风。

8. 妇女血崩。

【常用量】

山茱萸：四钱至二两（去净核）。

牡蛎：四钱至一两（生用或煅捣细）。

【张锡纯用药经验】

张氏认为："牡蛎其咸寒属水，以水滋木，则肝胆自得其养。且其性善收敛有保合之力，则胆得其助而惊恐自除，则肝得其平而恚怒自息矣。且牡蛎入肺以定魄，魂魄者心神之左辅右弼也。二药并用，性皆收涩，俾阴阳固结，不但元阳不复上脱，真阴亦永不下脱也。大能收敛心气之耗散，并三焦气化，亦可因之团聚，收敛开通之力，又能补肺络与胃中血管，以成止血之功。而又不至有遽止之患，致留瘀为恙也。"

山茱萸　　乳香　　没药

【单味药功用】

山茱萸　略。

乳香　为橄榄科小乔木卡氏乳香树 *Boswellia carterii* Birdw 及其同属植物皮部渗出的树脂。味辛、苦，性温。归肝、心、脾经。本品既能活血化瘀止痛，又能活血消痈、去腐生肌，为外伤科要药，用于外伤科跌打损伤、疮疡痈肿。本品辛散温通，又能化瘀伸筋蠲痹，用于瘀血阻滞诸痛证，如心腹瘀痛、癥瘕积聚及风湿痹痛等。

没药　为橄榄科灌木或乔木没药树 *Commiphora myrrha* Engl. 或其他同属植物皮部渗出的油胶树脂。味苦、辛，性平。归心、肝、脾经。本品活血止痛、消肿生肌。用于治疗跌打损伤瘀滞肿痛、外科痈疽肿痛、疮疡溃后久不收口以及一切瘀滞心腹诸痛。

【伍用功能】

山茱萸大能收敛元气，得木气最厚，酸收之中，大具开通之力，以木性喜条达故也。《神农本草经》谓主寒湿痹。诸家本草，多谓其通利九窍，其性不但补肝，而兼能通利气血可知，但视为收涩之品，则浅之乎视山茱萸矣。乳香、没药，不但流通经络之气血，诸凡脏腑中，有气血凝滞，二药皆能流通之；三药相伍，补敛与开通相合，可益气活血、补肝通络。

【主治】

1.肝虚腿疼，左部脉微弱者。

2.心虚怔忡。

【常用量】

山茱萸：五钱至一两（去净核用）。

乳香：一钱至三钱（生用）。

没药：一钱至三钱（生用）。

【张锡纯用药经验】

张氏云："山茱萸特是其核与肉之性相反，用者须加审慎，千万将核去净。"

张氏治邻村黄龙井庄周某，年三十许。当大怒之后，渐觉腿疼，日甚一日，两月之后，卧床不能转侧。医者因其得之恼怒之余，皆用疏肝理气之药，病转加剧。诊其脉左部微弱异常，自言凡疼甚之处皆热，恍悟《内经》谓过怒则伤肝，所谓伤肝者，乃伤肝经之气血，非必郁肝经之气血也。气血伤则虚弱随之，故其脉象如是也。其所以腿疼且觉热者，因肝主疏泄，中藏相火，肝虚不能疏泄，相火即不能逍遥流行于周身，以致郁于经络之间，与气血凝滞而作热作疼，所以热剧之处疼亦剧也。投以净山茱萸一两，知母六钱，当归、丹参、乳香、没药各三钱，连服十剂，热消疼止，步履如常。

山药　人参

【单味药功用】

山药　略。

人参　略。

【伍用功能】

山药色白入肺，味甘归脾，液浓益肾；人参味甘性温，大能补助气分，山药收涩之性，能助人参以补气，且其汁浆稠黏，能滋下焦真阴，又能济参之燥性；山药以壮真阴之渊源，人参以培元气之根本。山药固摄气化，人参总提气化，二药并用，相互协同，健脾补气、滋阴固下、补肾敛冲。

【主治】

1. 虚劳。

2. 脾胃真气外泄。

3. 下焦元气虚惫。

4. 吐血过多，气分虚甚。血脱而气亦将脱。

5. 温病，因服开破之药伤其气分。

6. 膏淋。

7. 下痢。

8. 倒经。

【 常用量 】

山药：四钱至一两半（生用）。

人参：（野台党参）三钱至八钱。

【张锡纯用药经验】

一室女，月信年余未见，已成劳瘵，卧床不起，治以拙拟资生汤（方载三期一卷），复俾日用生山药四两煮汁当茶饮之，一月之后，体渐复初，月信亦通，见者以此证可愈，讶为异事。

邻村泊庄高氏女，年十六七，禀赋羸弱，得外感痰喘证，投以《金匮》小青龙加石膏汤，一剂而愈。至翌日忽似喘非喘，气短不足以息，诊其脉如水上浮麻，不分至数，按之即无。愚骇曰："此将脱之证也。"乡屯无药局，他处取药无及，适有生山药两许，系愚向在其家治病购而未服者，俾急煎服之，下咽后气息既能接续，可容取药，仍重用生山药，佐以人参、山茱萸、熟地诸药，一剂而愈。

山药　　车前子

【单味药功用】

山药　略。

车前子　为车前科多年生草本植物车前 *Plantago asiatica* L. 或平车前 *P.depressa* Willd. 的成熟种子。味甘，性寒。归肾、肝、肺经。本品甘而滑利，寒凉清热，有利尿通淋之功，用于小便淋涩。又能利水湿、分清浊而止泻，即利小便以实大便。故用治湿盛于大肠而小便不利之水泻，其善清肝明目之功，可治疗目赤涩痛、目暗昏花、翳障等。其清肺化痰之功，又可治疗痰热咳嗽。

【伍用功能】

山药能固大便，而阴虚小便不利者服之，又能利小便；车前子能利小便，而性兼滋阴，可为补肾药之佐使，又能助山药以止大便。况二药皆汁浆稠黏，同作粥服之，大能留恋肠胃、滋阴、固大便、利小便。

【主治】

阴虚肾燥，小便不利，大便滑泄，兼治虚劳有痰作嗽。

【常用量】

山药：一两（生用）。

车前子：四钱。

上二味，同煮作稠粥服之，一日连服三次。

【张锡纯用药经验】

治虚劳痰嗽者，车前子宜减半。盖用车前者，以其能利水，即能利痰，且性兼滋阴，于阴虚有痰者尤宜。而仍不敢多用者，恐水道过利，亦能伤阴分也。

车前子能利小便，而骤用之亦无显著功效。惟将车前子炒熟（此药须买生者自家经手炒，以微热为度，过熟则无力），嚼服少许，须臾又服，约六点钟服尽一两，小便必陡然利下，连连不止。此愚实验而得之方也。

又单用车前子两半，煮稠粥，顿服之，治大便滑泄亦甚效验。邻村黄姓媪，大便滑泄，百药不效。或语以此方，一服即愈。然必用生者煮之，始能成粥，若炒熟者，则不能成粥矣。

山药　　牛蒡子

【单味药功用】

山药　略。

牛蒡子　为菊科两年生草本植物牛蒡 *Arctium lappa* L. 的成熟果实。味辛、苦，性寒。归肺、胃经。本品辛散苦泻，寒能清热，故有疏散风热、宣肺利咽之效，用于治疗风热感冒，咽喉肿痛。其透疹之功，可用于麻疹不透。解毒散肿之效，可用于痈肿疮毒、痄腮喉痹。

【伍用功能】

山药之多液，可滋脏腑之真阴。山药之收涩，更能固下焦之气化也。山药补肾兼能补肺，且饶有收敛之力，其治喘之功最弘也。牛蒡子体滑气香，能润肺又能利肺，与山药并用，大能止嗽定喘，以成安肺之功；山药黏润滋液，虽多服久服，或有壅滞，而牛蒡子之滑利，实又可以相济。且牛蒡子能降肺气之逆，又能通大便，自大便以泻寒火之凝结。二药参合，一补一利，一涩一滑，可止嗽定喘、滋阴固下。

【主治】

1. 劳瘵羸弱，喘促咳嗽。

2. 虚劳发热，或喘或嗽。

3. 阴虚不纳气，作喘逆。

4. 吐血，喘促咳逆。

5. 下痢。

6. 小便频数咳嗽。

【常用量】

山药：六钱至一两（生用）。

牛蒡子：二钱至三钱（炒捣）。

【张锡纯用药经验】

门人高如璧来函云："邻村赵芝林病劳瘵数年不愈，经医不知凡几，服药皆无效。今春骤然咳嗽，喘促异常，饮食减少，脉甚虚数，投以资生汤（方中有山药、牛蒡子之用）。十剂全愈。"审斯则知此方治劳瘵，无论男女，服之皆有捷效也。

族嫂年三十五岁，初患风寒咳嗽，因懒于服药，不以为事。后渐至病重，始延医诊治。所服之药，皆温散燥烈之品，不知风寒久而化热，故越治越剧，几至不起。后生于腊底回里，族兄邀为诊视。脉象虚而无力，身瘦如柴，咳嗽微喘，饮食减少，大便泄泻，或兼白带，午后身热颧红，确系劳瘵已成。授以资生汤，加炒薏仁、茯苓片、生龙骨、生牡蛎各三钱，茵陈、炙甘草各钱半。服二剂，身热颧红皆退，咳嗽泄泻亦见愈。后仍按此方加减，又服六剂，诸病皆痊。嘱其每日用生怀山药细末煮粥，调以白糖服之，以善其后。（直隶青县张燕杰治验）

山药　　龙眼肉

【单为功用】

山药　略。

龙眼肉　又名元肉，为无患子科常绿乔木植物龙眼 *Dimocarpus longan* Lour. 的假种皮。味甘，性温。归心、脾经。本品能补益心脾、养血安神，为性质平和的滋补良药。用于治疗心脾虚损，气血不足的心悸、失眠、健忘等。

【伍用功能】

山药味甘归脾，滋阴补脾胃；龙眼肉味甘、气香、性平，液浓而润，为心脾要药，能滋补脾血（味甘归脾）、强健脾胃（气香能醒脾）。二药相伍，质浓而润，以滋胃之阴，俾其酸汁多生，资生化源，故有补脾滋血、健胃之效。

【主治】

室女月闭血枯，饮食减少。

【常用量】

山药：一两（生用）。

龙眼肉：六钱。

【张锡纯用药经验】

一少年心中怔忡，夜不能寐，其脉弦硬微数，知其心脾血液短也，俾购龙眼肉，饭甑蒸熟，随便当点心，食之至斤余，病遂除根。

一六七岁童子，大便下血，数月不愈，服药亦无效。亦俾蒸熟龙眼肉服之，约日服两许，服旬日全愈。

一妇女年四十许，初因心中发热，气分不舒，医者投以清火理气之剂，遂泄泻不止，更延他医投以温补之剂，初服稍轻，久服则泻仍不止，一日夜四五次，迁延半载以为无药可医。后愚为诊视，脉虽濡弱而无弦数之象，知犹可治。但泻久身弱，虚汗淋漓，心中怔忡，饮食减少，踌躇再四，为拟方用龙眼肉、生山药、炒白术各一两，补脾兼补心肾，数剂泻止，而汗则加多。遂于方中加生龙骨、生牡蛎各六钱，两剂汗止，又变为漫肿。盖从前泻时小便短少，泻止后小便仍少，水气下无出路，故蒸为汗，汗止又为漫肿也，斯非分利小便使水气下行不可。特其平素常觉腰际凉甚，利小便之药，凉者断不可服，遂去龙骨、牡蛎，加椒目三钱，连服十剂全愈。

山药　　生地黄

【单味药功用】

山药　略。

生地黄　略。

【伍用功能】

山药色白入肺，味甘归脾，液浓益肾；生地黄性寒，微苦微甘，最善清热、凉血。二药汁浆最多，以滋脏腑之阴，以溉周身之液，山药补脾固肾、润肺生水，生地黄能助肾中之真阴上潮以润肺。二药相伍，液浓质润，滋阴清热，功效益彰。

【主治】

1. 虚劳发热。

2. 消渴。

3. 膏淋。

【常用量】

山药：一两。

生地黄：五钱至一两。

【张锡纯用药经验】

地黄之性，入血分不入气分，而冯楚瞻谓其大补肾中元气，论者多訾其说，然亦未可厚非也。

冯氏谓地黄大补肾中元气之说，非尽无凭。盖阴者阳之守，血者气之配，地黄大能滋阴养血，大剂服之，使阴血充足，人身元阳之气，自不至上脱下陷也。

山药　　代赭石

【单味药功用】

山药　略。

代赭石　略。

【伍用功能】

山药补脾益肾、温固下焦、滋补真阴；代赭石色赤性微凉，能生血兼能凉血，而其质重坠，又善镇逆气、降痰涎、止呕吐，用之得当能建奇效。且色赤入心，以助心气下降。二药伍用，一白一赤，一补一镇，一固一降，共奏补脾胃、固气化、降逆平冲、滋阴止血之效。

【主治】

1.虚劳发热，或喘或嗽，脉数而弱。

2.胸膈满闷，脾胃真气外泄，冲脉逆气上干之证。

3.肾虚不摄，冲气上干，致胃气不降作满闷。阴阳两虚，喘逆迫促。

4.吐衄证。

5.霍乱呕吐。

【常用量】

山药：五钱至一两（生用）。

代赭石：四钱至八钱（轧细生用）。

【张锡纯用药经验】

张氏《医学衷中参西录》有醴泉饮方，治虚劳发热，或喘或嗽，脉数而弱。方用生山药一两，大生地五钱，人参、玄参、天冬、生代赭石各四钱，牛蒡子三钱，甘草二钱。初制此方时，原无代赭石，有丹参三钱，以运化人参之补力，用之多效。后治一少妇信水数月不行，时作寒热，干嗽连连，且兼喘逆，胸膈满闷不思饮食，脉数几至七至。治以有丹参原方不效，遂以代赭石易丹参，一剂嗽与喘皆愈强半，胸次开通，即能饮食。又服数剂，脉亦和缓。共服二十剂，诸病全愈。后凡治妇女月闭血枯，浸至劳嗽，或兼满闷者，皆先投以此汤。俾其饮食增加，身体强壮，经水自通。间有瘀血暗阻经道，或显有癥瘕可征者，继服张氏理冲汤丸，以消融之，则妇女无难治之病矣。

近治奉天商埠警察局长张厚生，年近四旬，陡然鼻中衄血甚剧，脉象关前洪滑，两尺不任重按，知系上盛下虚之证，自言头目恒不清爽，每睡醒舌干无津，大便甚燥，数日一行。为疏方代赭石、生地黄、生山药各一两，当归、白芍、生龙骨、生牡蛎、怀牛膝各五钱，煎汤送服旱三七细末二钱（凡用生地治吐衄者，皆宜佐以三七，血止后不至瘀血留于经络），一剂血顿止。后将生地减去四钱，加熟地、枸杞各五钱，连服数剂，脉亦平和。

又治邻村韩姓媪，年六旬。于外感病愈后，忽然胸膈连心下突胀，腹脐塌陷，头晕项强，妄言妄见，状若疯狂，其脉两天不见，关前摇摇无根，数至六至，此下焦虚惫冲气不摄，挟肝胆浮热上干脑部乱其神明也。遂用代赭石、龙骨、牡蛎、山药、地黄（皆用生者）各一两，野台党参、净山茱萸肉各八钱，煎服一剂而愈。又少为加减再服一剂以善其后。

又治邻村生员刘树帜，年三十许，因有恼怒，忽然昏倒不省人事，牙关紧闭，唇齿之间有痰涎随呼气外吐，六脉闭塞若无。急用作嚏之药吹鼻中，须臾得嚏，其牙关遂开。继用香油两余炖温，调麝香末一分灌下，半句钟时稍醒悟能作呻吟，其脉亦出，至数五至余，而两尺弱甚，不堪重按。知其肾阴亏损，故肝胆之火易上冲出。遂用代赭石、熟地、生山药各一两，龙骨、牡蛎、净山茱萸肉各六钱，煎服后豁然顿愈。继投以理肝补肾之药数剂，以善其后。

按： 此等证，当痰火气血上壅之时，若人参、地黄、山药诸药，似不宜用，而确系上盛下虚，重用代赭石以辅之，则其补益之力直趋下焦，而上盛下虚之危机旋转甚速，莫不随手奏效也。

山药　　白术

【单味药功用】

山药　略。

白术　为菊科多年生草本植物白术 *Atractylodes macrocephala* Koidz. 的根茎。本品味苦、甘，性温。归脾、胃经。既可补气健脾，又能燥湿利水，用于治疗脾胃气虚，运化无力，食少便溏、脘腹胀满、肢软神疲，以及脾虚水停而为痰饮、水肿、小便不利。同时还具固表止汗、安胎之功。用于治疗脾虚气弱，肌表不固而汗多，以及胎动不安。

【伍用功能】

山药滋胃之阴，俾其酸汁多生。白术健脾之阳，使之润动有力。山药滋胃阴，胃汁充足，自能纳食。白术健脾阳，脾土健壮，自能助胃。二药相伍，一滋阴，一助阳，阴阳协调，相互促进。补而不腻，温而不燥，温补脾胃、健脾滋阴。

【主治】

1. 劳瘵羸弱已甚，饮食减少，亦治女子血枯不月。

2. 吐衄，脉虚濡而迟，饮食停滞胃口不能消化，此因凉而胃气不降也。

3. 泄泻久不止。

【常用量】

山药：六钱至一两（生用）。

白术：三钱至一两。

【张锡纯用药经验】

生山药，即坊间所鬻之干山药，而未经火炒者也。然此药坊间必炒熟，然后鬻之，以俗习所尚使然也。而此方若用炒熟山药，则分毫无效。

於术色黄气香，乃浙江於潜所产之白术也。色黄则属土，气香则醒脾，其健补脾胃之功，迥异于寻常白术。今坊间鬻者，均名於术，而价值悬殊，其价之廉者，未必出于於潜。而但观其色黄气香，即其价值甚廉，用之亦有殊效，不以地道为重也。且价廉则贫者可服，利济之功益普也。

十年春，族弟妇产后虚羸少食，迁延月余，渐至发灼、自汗、消瘦、乏气、干呕、头晕等证，此方书所谓蓐劳也。经医四人治不效，并添颧红作泻。适生自安东归，为之诊视，六脉虚数。检阅所服之方，有遵《金鉴》三合饮者，有守用养荣汤者，要皆平淡无奇。然病势至此，诚难入手，幸脉虽虚数，未至无神，颧虽红，犹不抟聚（若抟聚则阴阳离矣），不抟聚是其阴阳犹未离，似尚可治。此盖素即阴虚，又经产后亡血，气亦随之，阴不中守，阳不外固，故汗出气乏；其阴阳不相维系，阴愈亏而阳愈浮，故发烧咳嗽头晕。其颧红者，因其部位应肾，肾中真阳上浮，故发现于此，而红且热也。其消瘦作泻者，以二阳不纳，无以充肌肉，更不特肾阴虚，而脾阴胃液均虚，中权失司，下陷不固，所必然者。此是病之原委欤，再四思维，非资生汤不可。遂处方用生怀山药二两，於术三钱，玄参四钱，鸡内金、牛蒡子各二钱（此系资生汤原方稍加重），外加净萸肉、龙骨、牡蛎各五钱，止汗并以止泻。五剂后，汗与泻均止，饮食稍进，惟干咳与发热仅去十之二三。又照原方加粉甘草、天冬、生地等味，连服七剂。再照方减萸肉，加党参二钱，服四剂后，饮食大进，并能起坐矣。惟经尚未行，更按资生汤原方，加当归四钱。服数剂后，又复少有加减，一月经脉亦通。（奉天法库万泽东治验）

　　附：津埠三条石宋氏妇，年将四旬，身体羸弱，前二年即咳嗽吐痰，因不以为事未尝调治。今春证浸加剧，屡次服药无效。诊其脉，左部弦细，右部微弱，数近六至。咳嗽，吐痰白色，气腥臭，喘促自汗，午后发热，夜间尤甚，胸膈满闷，饮食减少，大便秘结，知其已成劳瘵而兼肺病也。从前所服药十余纸，但以止嗽药治其肺病，而不知子虚补母之义，所以无效。为疏方用资生汤加减：生山药八钱，玄参、大生地、净萸肉各六钱，生牡蛎、生杭芍、生赭石各四钱，於术、生鸡内金、甘草各二钱。煎服二剂，汗止喘轻，发热咳嗽稍愈，遂将前方去牡蛎，加蒌仁、地骨皮各三钱，山药改用一两，赭石改用六钱。连服十剂，诸病皆愈，为善后计，俾用《衷中参西录》薯蓣粥方，用生山药细末八钱煮粥，调白糖服之，早晚各一次。后月余，宋氏妇饮食甚多，身体较前健壮多矣。（直隶青县张燕杰治验）

山药　　玄参

【单味药功用】

山药　略。

玄参　又叫元参，为玄参科多年生草本植物玄参 *Scrophularia ningpoensis* Hemsl. 的根。味甘、苦、咸，性寒。入肺、胃、肾经。本品质润多液，色黑入肾，为泻无根浮游之火的圣药。既能养阴凉血、清热泻火、除烦止渴，用于治疗热毒实火，或阴虚内热，或温热病邪入营分，伤阴劫液所引起的口干口渴、烦热不安、夜寐不良、神昏等症，以及消渴（类似糖尿病）之口干口渴等症，又能养阴润燥、清利咽喉、消肿止痛，用于治疗阴虚肺燥、咳嗽痰少、咯血、潮热等症，以及阴虚火旺，虚火上炎所引起的头昏头痛、目赤疼痛、赤脉贯睛、口干舌红、咽喉肿痛，还能解毒散结，用于治疗阴虚火旺，痰火郁结所引起的瘰疬、痰核、瘿瘤诸症。

玄参治糖尿病的机制，据现代医药研究所知，本品内含植物甾醇、生物碱、脂肪酸，微量挥发油及维生素 A 类物质等成分，它的水浸出液，流浸膏皮下注射能降低动物血糖，故可治疗糖尿病。

【伍用功能】

山药色白入肺，液浓滋阴；玄参色黑，味甘微苦，性凉多液，去上焦之浮热，退周身之烧热，清补肾经，补助阴分。二药并用，滋阴清热、养肺止嗽。

【主治】

1. 劳瘵阴虚。

2. 虚劳咳嗽。

【常用量】

山药：一两（生用）。

玄参：三钱至五钱。

【张锡纯用药经验】

沈阳商家子娄顺田，年二十二，虚劳咳嗽，身形羸弱，脉数八至，按之即无。细询之，自言曾眠热炕之上，晨起觉心中发热，从此食后即吐出，夜间咳嗽甚剧，不能安寝。因二十余日寝食俱废，遂觉精神恍惚，不能支持。愚闻之，知脉象虽危，仍系新证，若久病至此，诚难挽回矣。遂投以醴泉饮（方中有山药、玄参之用）。为其呕吐，将赭石改用一两，一剂吐即止，可以进食，嗽亦见愈。从前五六日未大便，至此大便亦通下。如此加减服之，三日后脉数亦见愈，然犹六至余，心中犹觉发热，遂将玄参、生地皆改用六钱，又每日于午时，用白蔗糖冲水，送服西药阿司匹林七厘许。数日诸病皆愈，脉亦复常。

山药　　半夏

【单味药功用】

山药　略。

半夏　为天南星科多年生草本植物半夏 *Pinellia ternata*（Thunb.）Breit. 的块茎。味辛性温。有小毒。归脾、胃、肺经。一般用姜汁、明矾制过入药。本品辛温而燥，为燥湿化痰、温化寒痰之要药。尤善治脏腑之湿痰，用于湿痰、寒痰证。其降逆止呕之功，可用于胃气上逆呕吐。辛开散结、化痰消痞之功，可用于心下痞、结胸、梅核气等。外用能消肿止痛，可用于瘰疬痰核、痈疽肿毒及毒蛇咬伤等。

现代临床还以本品生用研末，局部外用治宫颈糜烂有效。

【伍用功能】

山药在上大能补肺生津，则多用半夏不虑其燥，在下大能补肾敛冲，则冲气得养；半夏味辛，性温，有毒，降胃安冲。二药参合，补降结合，一敛一降，降逆安冲之功益彰。

【主治】

1.胃气上逆，冲气上逆，以致呕吐不止，闻药气则呕吐益甚，诸药皆不能下咽者。

2.吐衄，胃气不降，冲气因虚上干。

3.妇女倒经。

【常用量】

山药：四钱至一两。

半夏：三钱至一两。

【张锡纯用药经验】

上二味，先将半夏用微温之水淘洗数次，不使分毫有矾味。用做饭小锅（勿用药甑）煎取清汤约两杯半，去渣调入山药细末，再煎两三沸，其粥即成（薯蓣半夏粥），和白砂糖食之。若上焦有热者，以柿霜代砂糖，凉者用粥送服干姜细末半钱许。

妇女倒经之证，陈修园《女科要旨》借用《金匮》麦门冬汤，可谓特识。然其方原治"火逆上气，咽喉不利"，今用以治倒经，必略为加减，而后乃与病证吻合也。

或问：《金匮》麦门冬汤所主之病，与妇人倒经之病迥别，何以能借用之而有效验？答曰：冲为血海，居少腹之两旁。其脉上隶阳明，下连少阴。少阴肾虚，其气化不能闭藏以收摄冲气，则冲气易于上干。阳明胃虚，其气化不能下行以镇安冲气，则冲气亦易于上干。冲中之气既上干，冲中之血自随之上逆，此倒经所由来也。麦门冬汤，于大补中气以生津液中，用半夏一味，以降胃安冲，且以山药代粳米，以补肾敛冲，于是冲中之气安其故宅，冲中之血自不上逆，而循其故道矣。特是经脉所以上行者，固多因冲气之上干，实亦下行之路，有所壅塞。观其每至下行之期，而后上行可知也。故又加芍药、丹参、桃仁以开其下行之路，使至期下行，毫无滞碍。是以其方非为治倒经而设，而略为加减，即以治倒经甚效，愈以叹经方之涵盖无穷也。

山药　　芡实

【单味药功用】

山药　略。

芡实　为睡莲科一年生水生草本植物芡 *Euryale ferox* Salisb. 的成熟种仁。味甘涩，性平。归脾、肾经。本品甘涩收敛，能益肾固精、健脾止泻，用于治疗遗精、滑精，脾虚久泻。又能除湿止带、收敛固涩，故用于带下病的治疗。

【伍用功能】

山药味甘归脾，健补脾胃、固摄气化，且饶有收敛之力；芡实益肾健脾、收敛固涩。二者伍用，补脾胃之气，并收敛脾胃之真气，其补虚收摄、敛气固涩之功益彰。

【主治】

1.脾胃真气外泄，冲脉逆气上干之胸膈满闷。

2. 胃气不降作满闷。

3. 吐衄，其人下元虚损，中气衰惫，冲气、胃气因虚上逆。其脉弦而硬急，转似有力。

4. 膏淋。

【常用量】

山药：五钱至一两（生用）。

芡实：五钱至六钱（生用）。

【张锡纯用药经验】

门人高如壁曾治一叟，年七十余，得呃逆证，兼小便不通，剧时觉杜塞咽喉，息不能通，两目上翻，身躯后挺，更医数人治不效。如壁诊其脉浮而无力。遂用代赭石、台党参、生山药、生芡实、牛蒡子为方投之，呃逆顿愈。又加竹茹服一剂，小便亦通利。

山药　　鸡子黄

【单味药功用】

山药　略。

鸡子黄　为鸡蛋之蛋黄。

【伍用功能】

山药之性，能滋阴又能利湿，能滑润又能收涩，是以补肺补肾兼补脾胃。且其含蛋白质最多，在滋补药中诚为无上之品，特性甚和平，宜多服常服耳。盖鸡子黄，有固涩大肠之功，且较鸡子白易消化也。二药相伍，一滋补无上之品，一血肉有情之物，药用、食疗并存，益气养阴、涩肠止泻。

【主治】

治泄泻久，而肠滑不固者。

【常用量】

山药：一斤（生用，轧细过罗）。

鸡子黄：三枚（熟用）。

【张锡纯用药经验】

陈修园谓：山药为寻常服食之物，不能治大病，非也。山药之汁，晶莹透彻，黏而且滑，纯是蛋白之质，故人服之大有补益。然必生煮服之，其蛋白之质始全；若炒焦而后入煎剂，其蛋白之质已涸，虽服亦何益哉。

一人，年近五旬。泄泻半载不愈，羸弱已甚。遣人来询方，言屡次延医服药，皆分毫无效，授以薯蓣粥方。数日又来，言服之虽有效验，泻仍不止。遂单用鸡子数枚煮熟，取其黄捏碎，调粥中服之，两次而愈。

河间刘君仲章，久仕鄂，年五十余岁。漏疮甚剧，屡治不愈，后兼泄泻不止，盖肠滑不固，故医药无灵。诊其脉甚小弱，渐已成痨。嘱其用泄泻门薯蓣鸡子黄粥。一剂泻止。三服，精神焕发。十数日后，身体复原。

奉天大南关马氏女，自十四岁月事已通，至十五岁秋际，因食瓜果过多，泄泻月余方愈，从此月事遂闭。延医诊治，至十六岁季夏，病浸增剧。其父原籍辽阳，时充奉天兵工厂科长。见愚所著《衷中参西录》，因求为诊治。其身形瘦弱异常，气息微喘，干嗽无痰，过午潮热，夜间尤甚，饮食减少，大便泄泻。其脉数近六至，微细无力。俾先用生怀山药细末八钱，水调煮作粥，又将熟鸡子黄四枚，捻碎搀粥中，再煮一两沸，空心时服。服后须臾，又服西药百布圣二瓦，以助其消化。每日如此两次，用作点心，服至四日，其泻已止。又服数日，诸病亦稍见轻。遂投以资生通脉汤，去玄参加生地黄五钱，川贝三钱，连服十余剂，灼热减十分之八，饮食加多，喘嗽亦渐愈。遂将生地黄换作熟地黄，又加怀牛膝五钱，服至十剂，自觉身体爽健，诸病皆无，惟月事犹未见。又于方中加䗪虫五枚，樗鸡十枚，服至四剂，月事已通。遂去䗪虫、樗鸡，俾再服数剂，以善其后。

山药　　鸡内金

【单味药功用】

山药　略。

鸡内金　为雉科动物家鸡 *Gallus gallus domesticus* Brisson 的砂囊内壁。杀鸡后，取出鸡肫，立即取下内壁，洗净，晒干，生用或炒用。味甘，性平。归脾、胃、小肠、膀胱经。本品有较强的消食化积作用，并能健运脾胃。广泛用于米面薯芋肉食等各种食滞证，小儿疳积。其涩精止遗之功，还可用治肾虚遗精、遗尿等。此外，本品尚能通淋化石，可用治砂石淋及胆结石等。

【伍用功能】

山药以滋胃之阴，胃汁充足，自能纳食（胃化食赖有酸汁）。鸡内金为鸡之脾胃，中有瓷、石、铜、铁，皆能消化，其善化有形郁积可知。且其性甚和平，兼有以脾胃补脾胃之妙，故能助健补脾胃之药，特立奇功，迥非他药所能及也。生山药汁浆稠黏，能滋下焦真阴，其气味甘温，又能固下焦气化也。鸡内金，其健运脾胃之力，既能流通补药之滞，其收涩膀胱之力，又能逗留热药之性也。还能化饮食中糖质为津液。此药能化瘀血，又不伤气分也。二药参合，一补一消，补消结合，共奏滋补脾胃、资生通脉之功。

【主治】

1. 羸弱已甚，饮食减少，亦治女子血枯不月。

2. 消渴。

3. 妇女经闭不行，一切脏腑癥瘕、积聚、气郁、脾弱、满闷、痞胀、不能饮食。

【常用量】

山药：五钱至一两（生用）。

鸡内金：钱半至三钱。

【张锡纯用药经验】

张锡纯谓："不但能消脾胃之积，无论脏腑何处有积，鸡内金皆能消之，是以男人疝癖、女子癥瘕，久久服之皆能治愈。又凡虚劳之证，其经络多瘀滞，加鸡内金于滋补药中，以化其经络之瘀滞而病始可愈。至以治室女月信一次未见者，尤为要药。盖以其能助归、芍以通经，又能助健补脾胃之药，多进饮食以生血也。"

民国二年（1913），客居大名。治一室女，劳瘵年余，月信不见，羸弱不起。询方于愚，为拟此汤。生山药一两，玄参五钱，於术三钱，生鸡内金（捣碎）二钱，牛蒡子三钱（炒捣）。连服数剂，饮食增多。身犹发热，加生地黄五钱，五六剂后，热退渐能起床，而腿疼不能行动。又加丹参、当归各三钱，服致十剂腿愈，月信亦见。又言有白带甚剧，向忘言及。遂去丹参加生牡蛎六钱，又将於术加倍，连服十剂带证亦愈。遂将此方邮寄家中，月余门人高如壁来函云："邻村赵芝林病劳瘵数年不愈，经医不知凡几，服药皆无效。今春骤然咳嗽，喘促异常，饮食减少，脉甚虚数，投以资生汤十剂全愈。"审斯则知此方治劳瘵，无论男女，服之皆有捷效也。

女子月信，若日久不见，其血海必有坚结之血。治此等证者，但知用破血通血之药，往往病犹未去，而人已先受其伤。鸡内金性甚和平，而善消有形郁积，服之即久，瘀血之坚结者，自然融化。矧此方与健脾滋阴之药同用，新血活泼滋长，生新自能化瘀也。

山药　　柿霜饼

【单味药功用】

山药　略。

柿霜饼　又名柿饼、干柿、柿花、柿干，为柿树科落叶乔木植物柿 *Diospyros kaki* L.f. 的果实经加工而成的饼状食品，有白柿、乌柿两种。味甘、涩，性寒。入心、肺经。本品润肺、涩肠、止泻，用于治疗吐血、咯血、血淋、肠风、痔漏、痢疾。

【伍用功能】

山药色白入肺，味甘归脾，液浓益肾，清补脾、肺、肾；柿霜饼色白入肺，凉可润肺、甘能归脾，具有益肺气、清肺热、利肺痰、滋肺燥之功。二药参合，平寒相调，药用、食疗并存，可健脾补肾、润肺滋阴。

【主治】

1. 脾肺阴分亏损，饮食懒进，虚热劳嗽，并治一切阴虚之证。
2. 阴虚兼肾不纳气作喘。

【常用量】

生药：一两至二两（生用）。

柿霜饼：四钱至八钱。

【张锡纯用药经验】

一人，年四十余，素有喘证，薄受外感即发。医者投以小青龙汤，一剂即愈，习以为常。一日喘证夏发，连服小青龙汤三剂不愈。其脉五至余，右寸浮大，重按即无。知其从前服小青龙即愈者，因其证原受外感，今服之而不愈者，因此次发喘原无外感也。盖其薄受外感即喘，肺与肾原有伤损，但知治其病标，不知治其病本，则其伤损必益甚，是以此次不受外感亦发喘也。为拟此汤（沃雪汤：生山药一两半，牛蒡子四钱炒捣，柿霜饼六钱冲服）服两剂全愈，又服数剂以善其后。

山药　　黄芪

【单味药功用】

山药　略。

黄芪　又名黄耆，为豆科多年生草本植物蒙古黄芪 *Astragalus membranaceus*（Fisch.）Bge.var.*mon-gholicus*（Bge.）Hsiao 或膜荚黄芪 *Astragalus membrnaceus*（Fisch.）Bge. 的根。味甘，性微温，归脾、肺经。本品皮黄肉白，质轻升浮，入表实卫，色黄入脾、色白入肺，为升阳补气之圣药。生品入药，具有升发之性，既能补气升阳，用于脾胃气虚及中气下陷、脱肛、子宫脱垂及其他内脏下垂诸症，又能益卫固表，用于肺气虚及表虚自汗、气虚外感诸证；炙品用药，可补中气、益元气、温三焦、壮脾阳、利水消肿、生血生肌、排脓内托，用于治疗气虚衰弱见体倦乏力、语音低微、短气食少、便溏腹泻等症，又治气虚水湿失运的浮肿、小便不利等症，还治气血不足，阳气衰微，以致疮疡日久，内陷不起，或疮疡溃烂、脓稀、久久不愈之症，以及小儿体虚、痘疹内陷诸证。

【伍用功能】

山药滋肺之阴，黄芪补肺之阳。黄芪升元气以助脾气上升，还其散精达肺之功也；山药大滋真阴，使之阳升而阴应，自有云行雨施之妙也。二药相伍，一滋阴，一升阳，具有补脾益阴、敛精固涩的功效。

【主治】

1. 肺痨喘嗽。

2. 消渴。

【常用量】

山药：三钱至一两。

黄芪：四钱至五钱。

山药　　滑石

【单味药功用】

山药　略。

滑石　为硅酸盐类矿物滑石族滑石，主含含水硅酸镁（$3MgO \cdot 4SiO_2 \cdot H_2O$），研粉或水飞用。味甘、淡，性寒。归胃、膀胱经。本品能清膀胱热结、通利水道，是治湿热淋证的常用药。用于小便不利、淋沥涩痛。其甘寒之性，又能清解暑热，用于治疗暑湿、湿温。

其收湿敛疮之功，外用可治疗湿疮、湿疹。

【伍用功能】

山药补脾益肺固肾；滑石解暑祛湿通淋。张氏认为："滑石与生山药各两许，煎汤服之，则上能清热，下能止泻，莫不随手奏效。山药之大滋真阴，大固元气者以参赞之。真阴足，则小便自利，元气固，则泄泻止。且其汁浆稠黏，又能逗留滑石，不至速于淡渗。俾其清凉之性由胃输脾，由脾达肺，水精四布，下通膀胱，则周身之热与上焦之燥渴喘促，有不倏然顿除者！"而山药多液涩补，滑石性凉润，二药并用，一补大便，一利小便，补渗相施，相反相成，共奏滋阴清燥、清热利湿、健脾止泻之功。

【主治】

1. 久痢不愈，身体因病久羸弱者。

2. 暑日泄泻不止，肌肤烧热，心中燥渴，小便不利，或兼喘促。

3. 温病，小儿尤多此证，用此方更佳。

【常用量】

山药：一两至两半（生用）。

滑石：五钱至一两。

【张锡纯用药经验】

寒温之证，上焦燥热，下焦滑泄者，皆属危险之候，因欲以凉润治燥热，则有碍于滑泄，欲以涩补治滑泄，则有碍于燥热。愚遇此等证，亦恒用生山药，而以滑石辅之，大抵一剂滑泄即止，燥热亦大轻减。若仍有余热未尽除者，可再徐调以凉润之药无妨。

奉天大东关旗人号崧宅者，有孺子，年四岁，得温病，邪犹在表，医者不知为之清解，遂投以苦寒之剂，服后连四五日滑泄不止，上焦燥热，闭目而喘，精神昏聩。延为诊治，病虽危险，其脉尚有根柢，知可挽回。遂用生山药、滑石各一两，生杭白芍四钱，甘草三钱，煎汤一大茶杯，为其幼小，俾徐徐温饮下，尽剂而愈。然下亡阴，余有虚热，继用生山药、玄参各一两以清之，两剂热尽除。

同庄张氏女，适邻村郭氏，受妊五月，偶得伤寒，三四日间，胎忽滑下。上焦燥渴，喘而且呻，痰涎壅盛，频频咳吐，延医服药，病未去而转增滑泄，昼夜十余次，医者辞不治，且谓危在旦夕，其家人惶恐，因其母家介绍迎愚诊视。其脉似洪滑，重按指下豁然，两尺尤甚，然为流产才四五日，不敢剧用山药滑石方。遂先用生山药二两，酸石榴一个，连皮捣烂，同煎汁一大碗，分三次温饮下，滑泄见愈，他病如故。再诊其脉，洪滑之力较实，因思此证虽虚，且当忌用寒凉之时，然确有外感实热，若不解其热，他病何以得愈。时届晚三句钟，病人自言每日此时潮热，又言精神困倦已极，昼夜若不得睡。遂放胆投以生山药两半，滑石一两，生杭白芍四钱，甘草三钱，煎汤一大碗，徐徐温饮下，一次止饮药一口，诚以产后脉象又虚，欲其药力常在上焦，不欲其寒凉侵下焦也。斯夜遂得安睡，渴与滑泄皆愈，喘与咳亦愈其半。又将山药、滑石各减五钱，加生龙骨、生牡蛎各八钱，一剂而愈。

一媪年近七旬，素患漫肿，愚为调治，余肿虽就愈而身体未复。忽于季春得温病，上焦烦热，病家自剖鲜地骨皮煮汁饮之，稍愈，又饮数次遂滑泄，数日不止，而烦热益甚。延为诊视，脉浮滑而数，重按无力。病家因病者年高，又素有疾病，惴惴惟恐不愈，而愚毅然许为治愈。遂治以山药、滑石、白芍、甘草方，山药、滑石皆重用一两，为其表证犹在，加连翘、蝉蜕各三钱，一剂泻止，烦热亦觉轻。

继用拙拟白虎加人参以山药代粳米汤，煎汁一碗，一次止温饮一大口，防其再滑泄也，尽剂而愈。

邻村生员李子咸先生之女，年十四五，感冒风热，遍身疹瘰，烦渴滑泄，又兼喘促，其脉浮数无力。愚踌躇再四，他药皆不对证，亦重用生山药、滑石，佐以白芍、甘草、连翘、蝉蜕，两剂诸病皆愈。盖疹瘰最忌滑泄，滑泄则疹毒不能外出，故宜急止之。至连翘、蝉蜕，在此方中不但解表，亦善治疹瘰也。

奉天财政厅科员刘仙航，年二十五六，于季冬得伤寒，经医者误治，大便滑泄无度，而上焦烦热，精神昏聩，时作谵语，脉象洪数，重按无力，遂重用生山药两半，滑石一两，生杭白芍六钱，甘草三钱，一剂泻止，上焦烦热不退，仍作谵语。爰用玄参、沙参诸凉润之药清之，仍复滑泄，再投以前方一剂泻又止，而上焦之烦热益甚，精神亦益昏聩，毫无知觉。仙航家营口，此时其家人毕至，皆以为不可复治，诊其脉虽不实，仍有根柢，至数虽数，不过六至，知犹可治，遂慨切谓其家人曰："果信服余药，此病尚可为也。"其家人似领悟。为疏方用大剂白虎加人参汤，更以生山药一两代粳米，大生地一两代知母，煎汤一大碗，嘱其药须热饮，一次止饮一口，限以六句钟内服完，尽剂而愈。

山药　　薏苡仁

【单味药功用】

山药　略。

薏苡仁　又名薏米，为禾本科多年生草本植物薏苡 *Coix lacryma-*

jobi L.var.*ma-yuen*（Roman.）Stapf 的成熟种仁。味甘、淡，性微寒。归脾、胃、肺经。本品甘补淡渗，利水渗湿、健脾，用于小便不利、水肿、脚气及脾虚泄泻等，对于脾虚湿滞者尤为适用。又因其性偏凉，能清利湿热，亦可用于湿热淋证；其除痹功效，又可用治湿痹拘挛；其清肺肠之热、排脓消痈之功，可治肺痈、肠痈。

【伍用功能】

山药、薏苡仁皆清补脾肺之药。然单用山药，久则失于黏腻，单用薏米，久则失于淡渗，惟等分并用，乃可久服无弊。二者色白入肺脾，一补一渗，健脾补虚、润肺滋阴，胜似珠玉。

【主治】

脾肺阴分亏损，饮食懒进，虚热劳嗽，并治一切阴虚之证。

【常用量】

山药：二两（生用）。

薏苡仁：二两（生用）。

【张锡纯用药经验】

先将山药、薏苡仁捣成粗渣，煮至烂熟，再将柿霜饼切碎，调入融化，随意服之。病人服之不但疗病，并可充饥，不但充饥，更可适口。用之对证，病自渐愈，即不对证，亦无他患，诚为至稳善之方也。

一少年，因感冒懒于饮食，犹勤稼穑，枵腹力作，遂成劳嗽。过午发热，彻夜咳吐痰涎。医者因其年少，多用滋阴补肾之药，间有少加参芪者。调治两月不效，饮食减少，痰涎转增，渐至不起，脉虚数兼有弦象，知其肺脾皆有伤损也。授以此方，俾一日两次服之，半月全愈。

四 画

五味子　　干姜

【单味药功用】

五味子　为木兰科多年生落叶木质藤本植物五味子 *Schisandra chinensis*（Turcz.）Baill. 或华中五味子 *Schisandra sphenanthera* Rehd et Wils. 的成熟果实。味酸、甘，性温，归肺、心、肾经。本品酸能收敛，性温而润，上能敛肺气，下能滋肾阴，适用于肺虚久咳及肺肾两虚之喘咳。其酸甘，又能益气生津止渴，用治津伤口渴及消渴。其敛肺止汗、补肾涩精之功，用于自汗、盗汗、遗精、滑精的治疗。其涩肠止泻之功，可用治久泻不止。本品既能补益心肾，又能宁心安神。适用于阴血亏损，心神不安之心悸、失眠、多梦等。本品研末内服，对慢性肝炎转氨酶升高者，亦有治疗作用。

干姜　略。

【伍用功能】

五味子性温，五味俱备，其酸能敛肺，其咸能滋肾，故《本经》谓主咳逆上气；干姜味辛性热，为补助上焦、中焦阳分之要药。为其味至辛，且具有宣通之力。五味以酸涩收敛为主，干姜以辛散温开为要。二药参合，一收一散，一开一阖，一走一守，互制其短，而展其长，敛不碍邪，散不伤正，利肺气、平喘逆、化痰饮、止咳嗽甚妙。

【主治】

感寒肺气不降，喘逆迫促。

【常用量】

五味子：钱半。

干姜：一钱。

【张锡纯用药经验】

外感之证，皆忌用五味，而兼痰嗽者尤忌之，以其酸敛之力甚大，能将外感之邪锢闭肺中而终身成劳嗽也。惟与干姜并用，济之以至辛之味，则分毫无碍。按五行之理，辛可胜酸，《内经》有明文也。徐氏《本草百种录》中亦论之甚详。

邹润安曰："《伤寒论》中凡遇咳者，总加五味子、干姜，义甚深奥，经云'脾气散精，上归于肺'，是故咳虽肺病，而其源实主于脾，惟脾家所散上归之精不清，则肺家通调水道之令不肃，后人治咳但知润肺消痰，不知润肺则肺愈不清，消痰则转能伤脾，而痰之留于肺者究莫消也。干姜温脾肺是治咳之来路，来路清则咳之源绝矣，五味使肺气下归于肾是治咳之去路，去路清则气肃降矣。合两药而言，则一开一阖，当开而阖是为关门逐盗，当阖而开则恐津液消亡，故小青龙汤及小柴胡汤、真武汤、四逆散之兼咳者皆用之，不嫌其表里无别也。"

五倍子　　甘草

【单味药功用】

五倍子　为漆树科落叶灌木或小乔木植物盐肤木 *Rhus chinensis*

Mill.、青麸杨 *Rhus* Potaninii Maxim. 等叶上寄生的虫瘿。味酸、涩，性寒。入肺、大肠、肾经。本品药性收敛，既能敛肺降火，涩肠止泻，用于治疗肺虚久咳或肺热痰嗽、久泻久痢等。又能固精止遗、敛汗止血，用于遗精、滑精、自汗、盗汗、崩漏下血或便血、痔血的治疗。

甘草 为豆科多年生草本植物甘草 *Glycyrrhiza uralensis* Fisch. 的根及根茎。味甘，性平。入心、肺、胃经。本品生者（生甘草、粉甘草）入药，能泻火解毒、润肺祛痰止咳，用于治疗痈疽疮疡、咽喉肿痛，以及药物、食物中毒、咳嗽气喘等症；炙后入药，能益气补中、缓急止痛、缓和药性，用于治疗心气不足，心悸怔忡，脉结代，脾胃虚弱，气血不足，倦怠无力，以及腹中挛急疼痛等症。

【伍用功能】

五倍子酸涩收敛，固精止遗；粉甘草益气，清热利水。二药伍用，一敛一补，一固一清，补虚通淋、固精止遗。

【主治】

诸淋证已愈，因淋久气化不固，遗精白浊者。

【常用量】

五倍子：一两（去虫类）。

甘草：八钱。

水蛭　　黄芪

【单味药功用】

水蛭 为环节动物水蛭科蚂蟥 *Whitmania pigra* Whitman、水蛭

Hirude nipponica Whitman 或柳叶蚂蟥 *W.acranulata* Whitman 的全体。味咸、苦，性平。有小毒。归肝经。本品咸苦入血分，功擅破血逐瘀消癥，其力竣效宏。用于癥瘕积聚、血瘀经闭及跌打损伤等。

黄芪 略。

【伍用功能】

水蛭破瘀血，而不伤新血，味咸专入血分，于气分丝毫无损。且色黑下趋，又善破冲任之瘀，张氏谓："盖其瘀血者乃此物之良能。且服后腹不觉疼，并不觉开破，而瘀血默消于无形。"黄芪补气生血，兼能升气，能胜攻伐矣。二药并用，一补一破，一气一血，相互制约，相互促进，补气、破血消瘀之功益彰。

【主治】

妇女经闭不行，或产后恶露不尽，结为癥瘕。亦治室女月闭血枯。并治男子劳瘵，一切脏腑癥瘕、积聚、气郁、脾弱、满闷、痞胀。

【常用量】

水蛭：一两（不用炙）。

黄芪：一两半（生用）。

【张锡纯用药经验】

《本经》水蛭条中"无子"二字，原接上文"主"字，一气读下，言能主治妇女无子也。盖无子之病，多因血瘀冲中，水蛭善消冲中瘀血，故能治之。而不善读《本经》者，恒多误解。友人韩厘廷治一少妇，月信不通，曾用水蛭。后有医者谓，妇人服过水蛭，即终身不育，病家甚是懊悔。后厘廷闻知，向愚述之。愚曰：水蛭主治妇人无子，《本经》原有明文，何医者之昧昧也。后其妇数月即孕，至期举一男，甚胖壮。

　　近世方书，多谓水蛭必须炙透方可用，不然则在人腹中能生殖若干水蛭害人，诚属无稽之谈。曾治一妇人，经血调和，竟不产育。细询之，少腹有癥瘕一块。遂单用水蛭一两，香油炙透，为末。每服五分，日两次，服完无效。后改用生者，如前服法。一两犹未服完，癥瘕尽消，逾年既生男矣。此后屡用生者，治愈多人，亦未有贻害于病愈后者。

五 画

甘草　　天冬

【单味药功用】

甘草　略。

天冬　又名天门冬，为百合科多年生攀援草本植物天冬 *Asparagus cochinchinensis*（Lour.）Merr. 的块根。味甘、苦，性寒。归肺、肾经。本品既能养阴清肺润燥，用于阴虚肺热的燥咳或劳嗽咯血。又能滋肾阴、清降虚火、生津润燥，用于肾阴不足，阴虚火旺的潮热盗汗、遗精、内热消渴、肠燥便秘等症。

【伍用功能】

甘草味甘性平，益气补脾、清热解毒、祛痰止咳；天冬味甘微辛，性凉，津液浓厚滑润，能入肺以清燥热，故善利痰宁嗽，且凉润补助阴分，用甘草以行之归脾。二药伍用，最善润肺养阴、利痰宁嗽。

【主治】

虚劳喘嗽。

【常用量】

甘草：二钱。

天冬：四钱。

【张锡纯用药经验】

另外，张氏天冬之用另有深意，即"其清肺气，肺中清肃之气下行，自能镇制肝木"。

甘草　　知母

【单味药功用】

甘草　略。

知母　为百合科多年生草本植物知母 *Anemarrhena asphodeloides* Bge. 的根茎。味苦、甘，性寒。归肺、胃、肾经。本品甘寒质润，善清肺胃气分实热，而除烦止渴。用于温热病邪热亢盛，壮热、烦渴、脉洪大等肺胃实热证。其清泻肺火、滋阴润肺功效，常用于肺热咳嗽、阴虚燥咳；滋阴降火之功，用于骨蒸潮热；滋阴润燥、生津止渴之效，用于阴虚消渴、肠燥便秘。

【伍用功能】

甘草补肺益气、清热解毒、祛痰止咳；知母清热泻火、滋阴润燥。二药相伍，平寒协调，甘苦化阴，补肺益气、清金解毒、清润化痰作用增强。

【主治】

1. 劳热咳嗽，肺痿失音，频吐痰涎，一切肺金虚损之病。

2. 肺痈将成，肺结核。

3. 妇女月事不调，经水短少，寒热往来。

【常用量】

甘草：一钱五分至三钱。

知母：三钱至四钱。

【张锡纯用药经验】

张锡纯玉烛汤，治疗妇女寒热往来，或先寒后热，汗出而解，或月事不调，经水短少。方中知母、甘草之用曾有论述："然血随气行，气郁则血必瘀，故寒热往来者，其月事恒多不调，经血恒多虚损，用当归以调之，地黄以补之，知母、元参与甘草甘苦化阴以助之，则经血得其养矣。"

古方治肺痈初起，有单用粉甘草四两，煮汤饮之者，恒用效验。

甘草　　茯苓

【单味药功用】

甘草　略。

茯苓　又名云苓，为多孔菌科真菌茯苓 *Poria cocos*（Schw.）Wolf 的菌核。味甘、淡，性平。归心、脾、肾经。本品甘补淡渗，性平，作用和缓，无寒热之偏，功专利水渗湿、健脾补中，故可用治寒热虚实各种水肿及脾虚诸证；益心脾而宁心安神之功，可用于心悸、失眠等症。

【伍用功能】

甘草补脾益气；茯苓利水渗湿、健脾补中。张氏二药并书，意在以理脾胃之湿而淡渗之，以利痰饮。二者相伍，一补一渗，补中有利，相互促进，健脾渗湿、利痰化饮。

【主治】

1. 水肿小便不利。

2. 痰饮。

【常用量】

甘草：一钱至二钱。

茯苓：二钱。

【张锡纯用药经验】

张氏谓："肿满之证，忌用甘草，以其性近壅滞也，惟与茯苓同用，转能泻湿满，故方中（加味苓桂术甘汤）未将甘草减去。若肿胀甚剧，恐其壅滞者，去之亦可。"

甘蔗汁　　石榴汁

【单味药功用】

甘蔗汁　为禾本科植物甘蔗 *Saccharum sinensis* Roxb. 的自然汁。味甘性寒，入肺、胃经。功能清热、生津、下气、润燥。用治热病津伤，心烦口渴，反胃呕吐，肺燥咳嗽，大便燥结。并能解酒。

石榴汁　为石榴科落叶灌木或小乔木石榴 *Punica granatum* L. 的果实自然汁。味酸、涩，性温，归大肠经。功能敛涩正气、涩肠止泻，用于久泻、久痢、脱肛等症。

【伍用功能】

甘蔗汁清热生津、健运中气；石榴汁敛戢肝火、保合肺气、敛涩正气，为治气虚不摄，肺痨喘嗽之良药。二者并用，亦药亦食，一甘寒生津，一酸温敛津，共奏敛涩正气、生津之功。

【主治】

伤寒温病，阳明大热已退，其人或素虚或在老年，至此益形怯弱，或喘或嗽或痰涎壅盛，气息似甚不足者。

【常用量】

甘蔗汁：一两（温饮）。

石榴汁：六钱（温饮）。

【张锡纯用药经验】

石榴能敛戢肝火，保合肺气，为治气虚不摄，肺痨喘嗽之良药，故张氏在滋阴固下汤、宁嗽定喘饮、敛阴泻肝汤中均用本品。同时并用之以治疗霍乱，认为本品"为敛肝之良药，而敛肝之法，又实为治霍乱之良着也"。

酸石榴又治肝虚风动，相火浮越。连皮捣烂煮汤饮，又善治大便滑泄、小便不禁、久痢不止、女子崩带。其皮中之液最涩，故有诸效，此酸者可入药，非酸者无效。

一周姓叟，年近七旬，素有劳疾，且又有鸦片嗜好，于季秋患温病，阳明腑热炽盛，脉象数而不实，喘而兼嗽，吐痰稠黏。投以白虎加人参以生山药代粳米汤，一剂，大热已退，而喘嗽仍不愈，且气息微弱，似不接续。其家属惶恐，以为难愈。且言如此光景，似难再进药。愚曰：勿须用药，寻常服食之物即可治愈矣。为开此方（宁嗽定喘饮：生怀山药两半，甘蔗自然汁一两，酸石榴自然汁六钱，生鸡子黄四个），病家视之，果系寻常食物。知虽不对证，亦无妨碍，遂如法服之，二剂全愈。

张氏妇，年过四旬，住邻村。素患肺痨喘嗽，夜不安枕已数年，无论服何药皆无效验。偶食酸石榴，觉夜间喘嗽稍轻，从此每晚服之，其喘嗽日轻。一连服过三月，竟脱然无累。

石膏　　人参

【单味药功用】

石膏　为一种矿石，即含结晶水硫酸钙（$CaSO_4 \cdot 2H_2O$）。味辛、甘，性大寒。归肺、胃经。本品辛甘性寒，辛以解肌退热，寒能清热泻火，甘寒除烦止渴，为清泻肺胃二经气分实热的要药，用于壮热烦渴的治疗。辛寒入肺经，有清泻胃火之功，可用于胃火牙痛。本品煅用有清热收湿、敛疮生肌之效，还可用于疮疡不敛。

人参　略。

【伍用功能】

石膏凉而能散，透表解肌，为清阳明胃腑实热之圣药；人参味甘性温，大补元气生津。张氏二药相伍，用意甚妙：一用石膏凉散之力清深陷之热邪，而以人参补益之力助之，能使深陷之邪徐徐上升外散，消解无余；二用人参（张氏人参、野台党参可互为代用）补助胃中元气，且与凉润之石膏并用，大能滋胃中津液，俾胃中气足液生，自能运转药力下至魄门以通大便也；三用人参以大补元气，扶正即以胜邪也，用石膏者，因风蕴脏腑多生内热，人参补气助阳分亦能生热，石膏质重气轻性复微寒，其重也能深入脏腑，其轻也能外达皮毛，其寒也能祛脏腑之热，而即解人参之热也；四是二者同用，独能于邪火炽盛之时立复真阴。故二药相伍，一寒一热，一清一补，相互为用，相互促进，清热、益气、生津效彰。

【主治】

1.赤白下痢（痢证夹杂外感，其外感之热邪，随痢深陷），周身发热，服凉药而热不休，脉象确有实热者。

2. 寒温实热已入阳明之腑，燥渴嗜饮凉水；或寒温阳明腑实，大便燥结。

3. 中风。

4. 瘟疫。

【常用量】

石膏：八钱至三两（生用）。

人参：二钱至七钱。

【张锡纯用药经验】

石膏、人参伍用，出自《伤寒论》白虎加人参汤，用于服桂枝汤后，阳明热盛，气阴两伤的证治。锡纯宗仲景之旨，师古不泥，灵活化裁，多有发挥。

能散，为清阳明胃腑实热之圣药，无论内伤外感用之皆效。即他脏腑有实热者用之亦效。"又云："盖人参之性，大能补气，元气旺而上升，自无下陷之虞，而与石膏同用，又大能治外感中之真阴亏损。"

"愚自临证以来，遇阳明热炽，而其人素有内伤，或元气素弱，其脉或虚数，或数微者，皆投以白虎加人参汤。实验既久，知以生山药代粳米，则其方愈稳妥，见效亦愈速。"

一农家孺子，年十一。因麦秋农家忙甚，虽幼童亦作劳田间，力薄不堪重劳，遂得温病，手足扰动，不能安卧，谵语不休，所言者，皆劳力之事，昼夜目不能瞑。脉象虽实，却非洪滑。拟投以此汤，又虑小儿少阳之体，外邪方炽，不宜遽用人参，遂用生石膏两半，蝉蜕一钱，煎服后，诸病如故。复来询方，且言其苦于服药，昨所服者，呕吐将半。愚曰：单用生石膏二两，煎取清汁，徐徐温饮之，即可不吐，乃如言服之，病仍不愈再为诊视，脉微热退，谵语益甚，精神昏昏，不省人事。急用野台党参两半，生石膏二两，煎汁一大碗，分数次温饮下。身热脉起，且遂得瞑，手足稍安，仍作谵语。又于原渣加生石膏、麦冬各一两，煎汁二盅，分两次温饮下，降大便一次，其色甚黑，病遂愈。按：此证若早用人参，何至病势几至莫救．幸即能醒悟，犹能竭力挽回，然亦危而后安矣。愚愿世之用白虎汤者，宜常存一加人参之想也。又按：此案与前案观之，凡用白虎汤而宜加人参者，不必其脉现虚弱之象也。凡谂知其人劳心过度，或劳力过度，或在劳年，或有宿疾，或热已入阳明之腑，脉象虽实，而无洪滑之象，或脉有实热，而至数甚数者，用白虎汤时，皆宜酌加人参。

一媪，年六旬，素多疾病。于夏季晨起，偶下白痢，至暮十余次。秉烛后忽然浑身大热，不省人事，循衣摸床，呼之不应。其脉洪而无力，肌肤之热烙指。知系气分热痢，又兼受暑，多病之身，不能支持，故精神昏聩如是也。急用生石膏三两，野台党参四钱，煎汤一大碗，徐徐温饮下，至夜半尽剂而醒，痢亦遂愈。诘朝煎渣再服，其病脱然。

石膏与人参的配伍运用各家多有论述。

如白虎加人参汤中，人参与石膏的配伍当属消补兼施之用。人参味温，《神农本草经》："补五脏，安精神，定魂魄，止惊悸，除邪气，明目，开心益智。"二药配伍，相使为用，在热病后期，以人参扶正气助石膏退热；同时石膏性寒，佐人参温性，可防病热药寒之格拒，使得清热中有益气，益气中有生津，达清热透邪生津之目的。林家坤氏曾对数例阳明邪热亢盛所致高热患者，其脉浮洪并无芤象，使用白虎汤不效，甚至个别患者热度反而有上升趋势，此时于方中加一味人参，热度则很快下降，各症亦随之消失。现代临床二者配伍，可用于治疗传染性疾病的高热、中暑等。

石膏　　山药

【单味药功用】

石膏　略。

山药　略。

【伍用功能】

石膏凉而能散，透表解肌，外感实热用之，直胜金丹，乃清阳明胃腑实热之圣药；山药色白入肺，液浓益肾，滋阴固下。石膏入肺胃二经，因其质重而坠，可直趋下焦，易于流失，难以发挥药效；而山药煎汁质黏而稠，能使石膏煎液留恋于胃中，以充分发挥药力。二药相伍，一清一补，滋阴清热之功大增。

【主治】

1.下痢赤白，周身发热，服凉药而热不休，脉象确有实热者。

2.寒温实热已入阳明之腑，脉象细数者。

【常用量】

石膏：二两至三两（捣细生用）。

山药：六钱。

【张锡纯用药经验】

伤寒法，白虎汤用于汗、吐、下后，当加人参。究之脉虚者，即宜加之，不必在汗、吐、下后也。愚自临证来，遇阳明热炽，而其人素有内伤，或元气素弱，其脉或虚数，或数微者，皆投以白虎加人参汤。实验既久，知以生山药代粳米，则其方愈稳妥，见效亦愈速。盖粳米不过调和胃气，而山药兼能固摄下焦元气。使元气素虚者，不致因服石膏、知母而作滑泄。且山药多含有蛋白之汁，最善滋阴，白虎汤得此，既祛实火又清虚热，内伤外感，须臾同愈。愚用此方救人多矣。

石膏　　甘草

【单味药功用】

石膏　略。

甘草　略。

【伍用功能】

石膏凉而能散，透表解肌、清热泻火；甘草调和脾胃、缓急止痛、调和药性。甘草甘缓之性，能逗留石膏不使下趋，以专其上行之力，且调和药性顾护脾胃。二药相伍，一质重清解，一甘缓护胃，其清热之功益著。

【主治】

1.胸中蕴热。

2.温病、肌肤壮热。

【常用量】

石膏：六钱至三两（捣细生用）。

甘草：一钱五分至三钱（生用）。

【张锡纯用药经验】

张氏白虎汤用甘草，是借其甘缓之性以缓寒药之侵下。

石膏　　代赭石

【单味药功用】

石膏　略。

代赭石　略。

【伍用功能】

石膏质重而降，以清里热为主；代赭石质重而坠，镇逆气，止呕吐，通燥结为辅。二药相伍，<u>重坠</u>下行，标本兼治，相得益彰，清里热、降胃气、开肠结。

【主治】

寒温阳明腑实，大便燥结，当用承气下之，而呕吐不能受药者。

【常用量】

石膏：二两（捣细生用）。

代赭石：二两（研细用）。

【张锡纯用药经验】

一邻妇，年二十余。得温病已过十日，上焦燥热，呕吐，大便燥结，自病后未行。延医数次，服药皆吐出，适愚自他出归，诊其脉，关前甚洪实，一息五至余，其脉上盛于下一倍，所以作呕吐，其至数者，吐久伤津液也。为拟此汤（镇逆承气汤：芒硝六钱，代赭石研细二两，生石膏捣细二两，潞党参五钱），一剂热退呕止，大便得通而愈。

石膏　　半夏

【单味药功用】

石膏　略。

半夏　略。

【伍用功能】

石膏辛甘性寒，以清外感、阳明邪热；半夏辛燥降逆止呕，然热盛犹用温燥之品，恐有助热之虞，故用大剂石膏以制其燥，使半夏只有降逆之功，而无温燥伤阴之弊。二药并书，一清一降，寒温相制，清热降逆止呕。

【主治】

1.伤寒温病，邪传胃腑，燥渴身热，白虎证俱，其人胃气上逆，心下满闷者。

2.阳明热盛而呕逆者。

【常用量】

石膏：三两（捣细生用）。

半夏：八钱。

石膏　　连翘　　蝉蜕

【单味药功用】

石膏　略。

连翘　为木犀科落叶灌木连翘 *Forsythia suspensa*（Thunb.）Vahl. 的果实。味苦，性微寒。归肺、心、胆经。本品苦寒，主入心经，"诸痛痒疮，皆属于心"，本品既能清心火、解疮毒，又能散气血凝聚，兼有消痈散结之功，故有"疮家圣药"之称，用于痈肿疮毒、瘰疬痰核。其疏散风热之功，可用于外感风热，温病初起。其清心利尿之功，还可用治热淋涩痛。

蝉蜕 又名蝉衣、蝉退壳、知了皮，为蝉科昆虫黑蚱 *Cryptotympana pustulata* Fabricius 羽化后的蜕壳。味甘，性寒。归肺、肝经。本品甘寒清热，质轻上浮，长于疏散肺经风热，宣肺疗哑，用于风热感冒，咽痛音哑；透疹止痒之功，可用于麻疹不透、风疹瘙痒；明目退翳之功，可用于目赤翳障；其凉肝息风止痉之功，还可用于惊痫夜啼、破伤风。

【伍用功能】

石膏透表解肌，清阳明胃腑之热；连翘升浮宣散，透表解肌，轻清之性，善走经络，以解阳明在经之热；蝉蜕发汗，善解外感风热，为温病初得之要药。石膏清胃腑之热，连翘、蝉蜕之善达表者，引胃中化而欲散之热，仍还太阳作汗而解。三药相伍，一质重清热，二轻清达表，解表邪、清里热。

【主治】

1. 温病，周身壮热，心中热而且渴，舌上苔白欲黄，其脉洪滑，或头犹觉疼，周身犹有拘束之意者。

2. 温病表里俱热，时有汗出，舌苔白，脉浮滑者。

3. 胸中素蕴实热，又受外感，内热为外感所束，不能发泄。

4. 小儿出疹，表里俱热。

【常用量】

石膏：六钱至一两（捣细生用）。

连翘：一钱五分至一两。

蝉蜕：一钱五分至二钱。

【张锡纯用药经验】

张氏云："用连翘发汗，必色青者方有力。"又言："连翘原非发汗之药，即诸家本草亦未有谓其能发汗者。惟其人蕴有内热，用至一两必然出汗。且其发汗之力缓而长，为其力之缓也，不至为汪洋之大汗，为其力之长也，晚睡时服之，可使通夜微觉解肌，且能疏肝气之郁，泻肺气之实，若但目为疮家要药，犹未识连翘也。"

一人，年四十余。为风寒所束不得汗，胸中烦热，又兼喘促。医者治以苏子降气汤，兼散风清火之品，数剂病益进。诊其脉，洪滑而浮，投以寒解汤（生石膏捣细一两，知母八钱，连翘一钱五分，蝉蜕去足土一钱五分），须臾上半身即出汗，又须臾，觉药力下行，至下焦及腿亦皆出汗，病若失。

石膏　　阿斯匹林

【单味药功用】

石膏　略。

阿斯匹林　也作阿司匹林（乙酰水杨酸）为白色结晶或结晶性粉末，无臭或微带醋酸臭，味微酸。有解热、镇痛和消炎、抗风湿及抗血小板聚集作用。

【伍用功能】

张氏认为："石膏之性，最宜与西药阿斯匹林并用，盖石膏清热之力虽大，而发表之力稍轻，阿斯匹林味酸性凉，最善达表，使内郁之热由表解散，与石膏相助之理，实有相得益彰之妙也。"二药相伍，一中药，一西药，相须为用，解表清热功大。

【主治】

1. 温病周身壮热，心中热而渴，舌上苔白欲黄，脉洪滑。

2. 外感发热，虽入阳明而仍带表证者。

3. 关节肿疼之夹有外感实热者。

【常用量】

石膏：二钱（轧细生用）。

阿斯匹林：一瓦。

【张锡纯用药经验】

此乃张氏石膏阿斯匹林汤。此用法，开中西药物应用先河，亦为张氏药物应用特色之一。

上药二味，先用白蔗糖冲水，送服阿斯匹林。再将石膏煎汤一大碗，待周身正出汗时，乘热将石膏汤饮下三分之二，以助阿斯匹林发表之力。迫至汗出之后，过两三点钟，犹觉有余热者，可仍将所余石膏汤温饮下。若药服完，热犹未尽者，可但用生石膏煎汤，或少加粳米煎汤，徐徐温饮下，以热全退净为度，不用再服阿斯匹林也。

石膏　　知母

【单味药功用】

石膏　略。

知母　略。

【伍用功能】

石膏凉而能散，透表解肌，清阳明胃腑实热；知母味苦性寒，液浓而滑，上能清肺热，中能清胃火，下能滋肾阴，张氏谓："石膏之辛寒以祛外感之邪，知母之凉润以滋内耗之阴。"二药相伍，重坠与苦降相并，相互促进，清泻肺、胃实热之力增强。

【主治】

1. 温病周身壮热，心中热而且渴，舌上苔白欲黄，其脉洪滑。

2. 伤寒温病，邪传胃腑，燥渴身热，白虎证俱。

3. 瘟疫表里俱热。

4. 小儿出疹，表里俱热。

【常用量】

石膏：一两至三两（轧细生用）。

知母：六钱至两半。

【张锡纯用药经验】

生石膏、知母伍用，出自《伤寒论》白虎汤。治阳明病脉洪大而长，不恶寒，反恶热，舌上干燥，而烦燥不得卧，渴欲饮水数升者，以及脉滑数而手足逆冷，此热厥也，亦主之。

张氏石膏之用，量大效宏，敢破窠臼，他说："石膏是以凉而能散，有透表解肌之力。外感有实热者，放胆用之，直胜金丹。《神农本经》谓其微寒，则性非大寒可知，且谓其宜于产乳，其性尤纯良可知。医者多误认为大寒而煅用之，则宣散之性变为收敛，以治外感有实热者，竟将其痰火敛住，凝结不散，用至一两即足伤人，是变金丹为鸩毒也。"他又说："是以愚用生石膏以治外感实热，轻证亦必至两许，若实热炽盛，又恒重用至四五两，或七八两，或单用，或与他药同用，必煎汤至三四茶杯，分四五次徐徐温饮下，热退不必尽剂。如此多煎徐服者，欲以免病家之疑惧，且欲其药力常在上焦、中焦，而寒凉不至下侵致滑泄也。"

愚在德州时，一军士年二十余，得瘟疫，三四日间，头面悉肿，其肿处皮肤内含黄水，破后具溃烂，身上间有斑点。闻人言此证名大头瘟，其溃烂之状，又似瓜瓤瘟，最不易治。惧甚，求为诊视。其脉洪滑而长，舌苔白而微黄，问其心中惟觉烦热，嗜食凉物。遂晓之曰："此证不难治，头面之肿烂，周身之斑点，无非热毒入胃，而随胃气外现之象，能放胆服生石膏可保全愈。"遂投以拙拟青盂汤（荷叶一个周遭边，生石膏一两，羚羊角二钱，知母六钱，蝉蜕、僵蚕、金线重楼、粉甘草各钱半），方中石膏改用三两，知母改用八钱，煎汁一大碗，分数次温饮下，一剂病愈强半，翌日于方中减去荷叶、蝉蜕，又服一剂全愈。

石膏　　麻黄

【单味药功用】

石膏　略。

麻黄　为麻黄科草本状小灌木草麻黄 *Ephedra sinica* Stapf.、木贼麻黄 *Ephedra equisetina* Bge. 和中麻黄 *Ephedra intermedia* Schrenk et CA. Mey. 的草质茎。味辛、微苦，性温。归肺、膀胱经。本品味辛发散，性温散寒，功能开腠理、透毛窍、发汗解表以散风寒，为辛温解表要药，用于风寒感冒。其辛散苦泄，温通宣畅，入肺经，外能发散风寒，内能开宣肺气，有良好的宣肺平喘之功，用于咳嗽气喘。其上开肺气，下输膀胱，宣肺利尿功能，可用于风水水肿。此外，取麻黄散寒通滞作用，用治风寒痹证、阴疽、痰核。

【伍用功能】

石膏辛寒，质重而降，凉而能散，透表解肌，张氏云："外感有实热者，放胆用之，直胜金丹。"麻黄辛温，中空而浮，宣肺气、开腠理以发汗，宣肺定喘；张氏用石膏清其里热，少佐以麻黄散太阳之余邪，兼借以泻肺定喘，石膏质重，量大易趋下焦，可借麻黄辛温升散作用，以发挥其清肺热之力，肺热清喘自平，又恐麻黄辛温助邪热，是以用量宜小，且以大剂石膏寒凉制之，实为万全之策，故二药相伍，一寒一温，一降一升，相互制约，相互为用，外散表邪，内清里热，宣肺平喘力量增强。

【主治】

1. 胸中先有蕴热，又受外感，胸中烦闷异常，喘息迫促，其脉浮洪有力，按之未实，舌苔白而未黄者。

2. 素患劳嗽，因外感袭肺，而劳嗽益甚，或兼喘逆、痰涎壅滞者。

【常用量】

石膏：二两（轧细生用），煅用三钱。

麻黄：二钱。

【张锡纯用药经验】

生石膏、麻黄伍用，出自《金匮要略》越婢汤。治风水恶风，一身悉肿，脉浮不渴，续自汗出，无大热者。又治里水（即正水、石水），一身面目黄肿，其脉沉，小便不利，故令病水。

张氏加味越婢加半夏汤，治疗素患劳嗽，因外感袭肺，而劳嗽益甚，或兼喘逆，痰涎壅滞。方中麻黄、石膏相伍，而石膏独用煅者，其治疗机理，锡纯曾有论述："或问：子尝谓石膏宜生用，不宜煅用。以石膏寒凉之中，原兼辛散，煅之则辛散之力变为收敛，服之转可增病。乃他方中，石膏皆用生者，而此独用煅者何也？答曰：此方所主之病，外感甚轻，原无大热。方中用麻黄以祛肺邪，嫌其性热，故少加石膏佐之。且更取煅者，收敛之力，能将肺中痰涎凝结成块，易于吐出。此理从用煅石膏点豆腐者悟出，试之果甚效验。后遇此等证，无论痰涎如何壅盛，如何杜塞，投以此汤，须臾，药方行后，莫不将痰涎结成小块，连连吐出，此皆煅石膏与麻黄并用之效也。若以治寒温大热，则断不可煅。若更多用则更不可煅也。"

对于生石膏、麻黄伍用的机制，岳美中云："一清热，一祛寒，各走极端，起激化作用，使其发汗力减弱，平喘力增强"，"麻杏相伍，是取其相互制约的作用，所以麻黄不妨用于有汗之症"，"但生石膏性辛寒，寒与温虽相敌对，而与辛却又一致，则是石膏对麻黄一方面起制约的作用，另一方面又起协同作用，所以才能止表汗而兼通肺中壅滞"。

石膏　　粳米

【单味药功用】

石膏　略。

粳米　为禾本科植物稻 *Oryza satiua* L. 的种仁。味甘，性平，入脾、胃经。功能补中益气、健脾和胃、除烦渴、止泻痢。

【伍用功能】

石膏质重而降，凉而能散，透表解肌，清热；粳米善和脾胃，利小便，与石膏相伍，其取义有二：一取其调中和胃，张氏云："粳米清和甘缓，能逗留金石之药于胃中，使之由胃输脾，由脾达肺，药力四布，经络贯通。"一取其助汗，张氏认为："石膏同粳米煎汤，乘热饮之。俾石膏寒凉之性，随热汤发散之力，化为汗液尽达于外也。""且与粳米同煮，其冲和之气，能助胃气之发达，则发汗自易。其稠润之汁，又能逗留石膏，不使其由胃下趋，致寒凉有碍下焦，不但此也，清水煎开后，变凉甚速，以其中无汁浆，不能留热也，此方粳米多至二两半，汤成之后必然汁浆甚稠，饮至胃中又善留蓄热力，以为作汗之助也。是以人之欲发汗者，饮热茶不如啜热粥也。"二药相伍，健运中气，清解气分。

【主治】

1.温病初得，其脉浮而有力，身体壮热；并治一切感冒初得，身不恶寒而心中发热者；若其热已入阳明之腑，亦可用代白虎汤。

2.寒温阳明证，表里俱热，心中热嗜凉水，而不至燥渴；脉象洪滑，而不至甚实；舌苔白厚，或白而微黄，或有时背微恶寒者。

【常用量】

石膏：二两至三两（轧细生用）。

粳米：五钱至二两半。

【张锡纯用药经验】

此即张氏石膏粳米汤。其煎服法，锡纯亦有心得：上二味用水三大碗，煎至米烂熟，约可得清汁两大碗。乘热尽量饮之，使周身皆汗出。病无不愈者。若阳明腑热已实，不必乘热顿饮之，徐徐温饮下，以消其热可也。

初逆此方时，惟用以治温病。实验既久，知伤寒两三日后，身不恶寒而发热者，用之亦效。丙辰正月上旬，愚随巡防营，自广平移居德州。自邯郸上火车，自南而北，复自北而南，一昼夜绕行千里余。车窗多破，风寒彻骨。至德州，同行病者五六人，皆身热无汗。遂用生石膏、粳米各十余两，饭甑煮烂熟，俾病者尽量饮其热汤，皆周身得汗而愈，一时称快。

沈阳县知事朱霭亭夫人，年五旬。于戊午季秋，得温病甚剧。时愚初至奉天，霭亭系愚同乡，求为诊治。见其以冰囊作枕，复悬冰囊，贴面之上侧。盖从前求东人调治，如此治法，东人之所为也。合目昏昏似睡，大声呼之，毫无知觉。其脉洪大无伦，按之甚实。愚谓霭亭曰：此病阳明腑热，已至极点。外治以冰，热愈内陷。然此病尚可为，非重用生石膏不可。霭亭韪愚言，遂用生石膏细末四两，粳米八钱，煎取清汁四茶杯，徐徐温灌下。约历十点钟，将药服尽，豁然顿醒。后又用知母、花粉、玄参、白芍诸药，少加连翘以清其余热，服两剂全愈。霭亭喜甚，命其公子良佐，从愚学医云。

白虎汤中用粳米，古方生用，今人亦生用。至谓薏米、芡实、山药之类犹粳米也。诸家本草多注炒用者，为丸散计耳。今人用之入汤剂亦必炒熟，殊令人不解。惟专用以健脾胃或可炒用，若用以止泻利即不宜炒。盖生者汁浆稠黏，可以留恋肠胃，若炒熟煮之，则无汁浆矣。至于用以滋阴，用以淡渗，则不宜炒熟，尤彰彰明矣。

石膏　　薄荷

【单味药功用】

石膏　略。

薄荷　为唇形科多年生草本植物薄荷 *Mentha haplocalyx* Briq. 的茎叶。味辛，性凉。归肺、肝经。本品辛以发散，凉以清热，清轻凉散，为疏散风热常用之品，用于风热感冒，温病初起。其轻扬升浮，芳香通窍之性，可清头目、利咽喉，可用于头痛目赤、咽喉肿痛。宣毒透疹之功，可用于麻疹不透、风疹瘙痒。疏肝解郁之功，还可用于肝郁气滞，胸闷胁痛。

此外，本品芳香辟秽，还可用治夏令感受暑湿秽浊之气所致痧胀、腹痛、吐泻等症。

【伍用功能】

石膏凉而能散，解肌发汗，清阳明里热；薄荷气味近于冰片，最善透窍，其力内至脏腑筋骨，外至腠理皮毛，皆能透达，故能治温病中筋骨作疼者。石膏清里热，薄荷散表邪，使邪有出路，以解阳明在经之热，二药相伍，解表清里之功甚大。

【主治】

1.温病初得，头疼，周身骨节酸疼，肌肤壮热，背微恶汗无汗，脉浮滑者。

2.温病，表里俱觉发热，脉洪而兼浮者。

3.小儿出疹，表里俱热，喉疼声哑。

【常用量】

石膏：六钱至一两（捣细生用）。

薄荷：二钱至四钱。

【张锡纯用药经验】

生石膏、薄荷配伍，实为张氏之独创。一质重清热，一宣散解表，且少佐薄荷以为引导，可使阳明经络之炽热从太阳汗解。

石膏性微寒，《本经》原有明文，虽系石药，实为平和之品。且其质甚重，六钱不过一大撮耳。其凉力，不过知母三钱等。而其清火之力则倍之，因其凉而能散也。尚观后世治温之方，至阳明腑实之时，始敢用石膏五六钱，岂能知石膏者哉。然必须生用方妥，煅者用至一两，即足偾事，此编例言中，曾详论之。又此方所主之证，或兼背微恶寒，乃热郁于中，不能外达之证，非真恶寒也。白虎汤证中，亦恒有如此者，用石膏透达其热，则不恶寒矣。

小儿出疹，至喉疼声哑者，尤为热毒上冲，石膏更宜放胆多用。惟大便滑泄者，石膏不宜用。薄荷叶宜用其嫩绿者，至其梗宜用于理气药中，若以之发汗，则力减半矣。若其色不绿而苍，则其力尤减。若果嫩绿之叶，用三钱即可。

奉天北关友人，朱贡九之哲嗣文治，年五岁。于庚申立夏后，周身壮热，出疹甚稠密。脉甚洪滑，舌苔白厚，知其疹而兼瘟也。欲以凉药清解之，因其素有心下作疼之病，出疹后贪食鲜果，前一日犹觉疼，又不敢投以重剂。遂勉用生石膏、玄参各六钱，薄荷叶、蝉蜕各一钱，连翘二钱。晚间服药，至翌日午后视之，其热益甚，喉疼，气息甚粗，鼻翅煽动，且自鼻中出血少许，有烦躁不安之意。愚不得已，重用生石膏三两，玄参、麦冬（带心）各四钱，仍少佐以薄荷叶、连翘诸药。俾煎汤二茶盅，分三次温饮下。至翌日视之，则诸证皆轻减矣。然余热犹炽，而大便虽下一次，仍系燥粪。询其心犹发热，脉仍有力。遂于凉解药中，仍用生石膏一两，连服两剂，壮热始退。继用凉润清解之剂调之全愈。

龙骨　　牡蛎

【单味药功用】

龙骨　略。

牡蛎 略。

【伍用功能】

龙骨质最黏涩，具有翕收之力，故能收敛元气、镇安精神、固涩滑脱；其性又善利痰，其味微辛，收敛之中仍有开通之力。牡蛎能软坚化痰，善消瘰疬、止呃逆、固精，其咸寒属水，以水滋木，则肝胆自得其养，且其性善收敛有保合之力，则胆得其助而惊恐自除，其质类金石有镇安之力，则肝得其平而恚怒自息矣。且二药敛正气而不敛邪气，开通化滞又寓于收敛之中；龙骨益阴之中能潜上越之浮阳，牡蛎益阴之中能摄下陷之沉阳。二药伍用，相互促进，敛正祛邪，安魂定魄、镇肝敛冲、益阴潜阳、开通化滞、软坚散结、宁心固肾、安神清热、收敛固脱、涩精止血、止带之力益彰。

【主治】

1.虚劳，或自汗，或多梦纷纭，精气不固；或阴阳两虚，有将脱之势。

2.心虚怔忡，惊悸不眠。

3.血淋及膏淋；小便频数，遗精白浊，或兼疼涩；崩漏、带下诸症。

4.因思虑生痰，因痰生热，神志不宁。

5.内中风证，证属阴虚阳亢，肝阳上亢者。

6.胁下胀痛等症。

7.咯血、吐血，久久不愈者。

【常用量】

龙骨：四钱至一两（捣细生用或煅用）。

牡蛎：四钱至一两（捣细生用或煅用）。

【张锡纯用药经验】

张锡纯龙牡伍用，多有发挥，颇具新意。其治神经衰弱诸症，确有镇静安眠之功。其治疗机制，正如张锡纯所云："人身阳之精为魂，阴之精为魄。龙骨能安魂，牡蛎能强魄。魂魄安强，精神自足，虚弱自愈也。是龙骨、牡蛎，固为补魂魄精神之妙药也。"又谓："龙骨入肝以安魂，牡蛎入肺以定魄。魂魄者心神之左辅右弼也。"

张锡纯取生龙骨一两，生牡蛎一两，山萸萸一两，三七二钱，名曰补络补管汤，治咯血、吐血，久不愈者。至于治疗机制，张氏谓："龙骨、牡蛎能收敛上溢之热，使之下行，而上溢之血，亦随之下行归经。"盖气升血亦升，气降血亦降，故用重镇降逆之品，可降气止血是也。

二药伍用，何以能治胁下胀痛？张锡纯云："胁为肝之部位，胁下胀痛者，肝气之横恣也，原当用泻肝之药，又恐与大气下陷者不宜。用龙骨、牡蛎，以敛戢肝火，肝气自不至横恣，此敛之即以泻之，古人治肝之妙术也。"又云："盖龙骨、牡蛎性虽收涩，而实有开通之力，《神农本草经》谓龙骨消癥瘕，而又有牡蛎之咸能软坚者以辅之，所以有捷效也。"

张氏治疗因思虑生痰，因痰生热，神志不宁的龙蚝理痰汤方解中对龙骨、牡蛎曾有精辟论述："至虚而兼实之痰，则必一药之中，能开痰亦能补虚，其药乃为对证，若此方之龙骨、牡蛎是也。盖人之心肾，原相助为理。肾虚则水精不能上输以镇心，而心易生热，是由肾而病及心也；心因思虑过度生热，必暗吸肾之真阴以自救，则肾易亏耗，是由心而病及肾也。于是心肾交病，思虑愈多，热炽液凝，痰涎壅滞矣。惟龙骨、牡蛎能宁心固肾、安神清热，而二药并用，陈修园又称为治痰之神品，诚为见道之言。"

　　或问：龙骨、牡蛎收涩之品也，子治血淋，所拟理血汤中用之，前方治小便频数或兼淋涩用之，此方治小便频数疼涩亦用之，独不虑其收涩之性有碍于疼涩乎？答曰：龙骨、牡蛎敛正气而不敛邪气，凡心气耗散、肺气息贲、肝气浮越、肾气滑脱，用之皆有捷效。

　　或问：龙骨、牡蛎为收涩之品，大气陷者宜升提，不宜收涩。今方中重用二药皆至二钱，独不虑其收涩之性，有碍大气之升乎？答曰：龙骨、牡蛎最能摄血之本源。此证若但知升其大气，恐血随升气之药复妄动，于升陷汤中加此二药，所以兼顾其血也。且大气下陷后，虑其耗散，有龙骨、牡蛎以收敛之，转能辅升陷汤之所不逮。况龙骨善化瘀血（《本经》主癥瘕）、牡蛎善消坚结（观其治瘰疬可知），二药并用，能使血之未离经者永安其宅，血之已离经者尽化其滞。加于升陷汤中，以治气虚兼吐血之证，非至稳善之妙药乎！

　　龙骨、牡蛎，若专取其收涩可以煅用，若用以滋阴、用以敛火，或取其收敛，兼取其开通者，皆不可煅。若用于丸散中，微煅亦可。今用者一概煅之，殊非所宜。

龙眼肉　　　龙骨　　　牡蛎

【单味药功用】

龙眼肉　略。

龙骨　略。

牡蛎　略。

【伍用功能】

　　龙眼肉味甘性平，液浓而润，为心脾要药；滋生心血，保合心气，滋补脾血。龙骨味淡，性平，质最黏涩，能收敛元气、镇安精神。牡蛎咸寒属水，以水滋木，肝胆得养，性善收敛，有保合之力，质类金石，具镇安之力。张氏云："龙眼肉以补心血，龙骨入肝以安魂，牡蛎入肺以定魄，魂魄者心神之左辅右弼也。"三者伍用，补益心血、安神定志。

【主治】

心虚怔忡，或心中气血虚损，惊悸不眠。

【常用量】

龙眼肉：六钱至一两。

龙骨：四钱至五钱（捣细生用）。

牡蛎：四钱至五钱（捣细生用）。

【张锡纯用药经验】

一妇人，年四十许，初因心中发热，气分不舒，医者投以清火理气之剂，遂泄泻不止。更延他医投以温补之剂，初服稍轻，久服则泻仍不止，一日夜四五次，迁延半载以为无药可医。

后愚为诊视，脉虽濡弱而无弦数之象，知犹可治。但久泻身弱，虚汗淋漓，心中怔忡，饮食减少，踌躇再四，为拟方用龙眼肉、生山药、炒白术各一两，补脾兼补心肾，数剂泻止，而汗则加多。遂于方中加生龙骨、生牡蛎各六钱，两剂汗止，又变为漫肿。盖从前泻时小便短少，泻止后小便仍少，水气下无出路，故蒸为汗，汗止又为漫肿也，斯非分利小便使水气下行不可。特其平素常觉腰际凉甚，利小便之药，凉者断不可服。遂去龙骨、牡蛎，加椒目三钱，连服十剂全愈。

龙眼肉　　炒枣仁

【单味药功用】

龙眼肉　略。

酸枣仁　为鼠李科落叶灌木或乔木酸枣 *Ziziphus jujuba* Mill. 的成熟种子。味甘酸，性平。入心、脾、肝、胆经。临床应用有生、炒两种。

炒枣仁　即是酸枣仁炒熟入药。本品味甘而润，能收敛肝、脾津液，以补肝体制肝用，用于治疗肝胆不足，虚烦不眠、烦渴、多汗等症。

【伍用功能】

龙眼肉滋生心血，保合心气，滋补脾血；炒枣仁补敛心气，养心安神。二药伍用，补心安神的力量增强。

【主治】

心虚怔忡，心中气血虚损。

【常用量】

龙眼肉：六钱至一两。

炒枣仁：四钱至五钱（捣用）。

龙眼肉　　鸦胆子

【单味药功用】

龙眼肉　略。

鸦胆子　略。

【伍用功能】

龙眼肉补心安神、养血益脾；鸦胆子凉血解毒、杀虫止痢、防腐生肌。龙眼肉以扶正为要，鸦胆子以祛邪为主。鸦胆子腐蚀作用较强，内服易于刺激胃肠，引起恶心呕吐、胸闷腹痛等症。故用龙眼肉甘缓补中，以减少胃肠刺激症状，而展其治疗作用。

【主治】

1. 阿米巴痢疾。

2. 热性赤痢。

【常用量】

鸦胆子去壳取仁（不宜打碎），外用龙眼肉包裹，饭后吞服，成人五至五十粒，一日连服两次。

【张锡纯用药经验】

鸦胆子味甚苦，服时若嚼服，即不能下咽，若去皮时破者，亦不宜服。恐服后若下行不速，或作恶心呕吐。故方书中用此药，恒以龙眼肉包之，一颗龙眼肉包七数，以七七之数为剂，以象大衍之用数。然病重身强者，犹可多服，常以八八之粒为剂，然亦不必甚拘。

鸦胆子连皮捣细，醋调，敷疔毒甚效，立能止疼。其仁捣如泥，可以点痣。

张氏云："愚生平，用此药（鸦胆子）治愈至险之赤痢不胜记，用时去皮，每服二十五粒，极多至五十粒，白糖水送下。"

生地黄　　白芍

【单味药功用】

生地黄　略。

白芍　略。

【伍用功能】

生地黄最善清热，凉血生新、泻火滋阴；白芍滋阴养血、退热除烦，能收敛上焦浮越之热下行自小便泻出，为阴虚有热小便不利之要药。二药相伍，清热利尿、滋阴养血止血作用增强。

【主治】

1.膏淋。

2.吐血或妇女经水行时多而且久，过期不止或不时漏下。

【常用量】

生地黄：六钱。

白芍：三钱至四钱。

生地黄　　硼砂

【单味药功用】

生地黄　略。

硼砂　为天然矿物硼砂的矿石，经提炼精制而成的结晶体。味甘、咸，性凉。归肺、胃经。本品外用能清热解毒、消肿防腐，为喉科、眼科常用要药。用于咽喉肿痛、口舌生疮、目赤翳障。内服有清肺化痰功效。可用于痰热壅滞，痰黄黏稠、咳吐不利的治疗。

【伍用功能】

生地黄之性能滋阴清火，无论虚热实热服之皆宜。硼砂能润肺、清热化痰、消肿止痛。二药并用，滋阴清火、消肿止痛，功力甚大。

【主治】

咽喉肿疼。

【常用量】

生地黄：一两（切片用）。

硼砂：钱半（研细）。

【张锡纯用药经验】

此乃张氏咀华清喉丹药物组成。其服法亦颇具匠心，将生地黄一片，裹硼砂少许，徐徐嚼细咽之，半日许宜将药服完。而又必细细嚼服者，因其病在上，煎汤顿服，恐其力下趋，而病转不愈。且细细嚼咽，则药之津液常清润患处也。

生麦芽　　三七

【单味药功用】

生麦芽　又叫麦芽，为禾本科一年生草本植物大麦 *Hordeum uulgare* L. 的成熟果实经发芽干燥而成。味甘，性平。归脾、胃、肝经。本品能消食健胃、回乳消胀，用于米面薯芋食滞证、断乳乳房胀痛。

此外，本品兼能疏肝解郁，用于肝气郁滞或肝胃不和之胁痛、脘腹痛等。

三七　略。

【伍用功能】

生麦芽原为消食之品，生煮服之则善疏肝气，且亦能化瘀；三七为化瘀血之圣药，且又化瘀血不伤新血。二药参合，一升一散，疏肝理气、活血化瘀之功益彰。

【主治】

瘀血短气，胁下作疼（肝经有不归经之血瘀于经络）。

【常用量】

生麦芽：三钱。

三七：钱半（轧细末），用生麦芽煎汤送下，日再服。

【张锡纯用药经验】

张锡纯谓："从来方书中，麦芽皆是炒熟用之，惟陈修园谓麦芽生用，能升发肝气，可谓特识。盖人之元气，根基于肾，萌芽于肝，培养于脾，积贮于胸中为大气以斡旋全身。麦芽为谷之萌芽，与肝同气相求，故能入肝经，以条达肝气，此自然之理，无庸试验而信其必然者也。然必生煮汁饮之，则气善升发，而后能遂其条达之用也。"

生姜　　白芍

【单味药功用】

生姜　为姜科多年生草本植物姜 *Zingiber officinale* Rosc. 的根茎。味辛，性温。归肺、脾、胃经。本品能发汗解表、祛风散寒，用于风寒感冒。又能温胃散寒、和中降逆，止呕功良，故有"呕家圣药"之称，用治胃寒呕吐。其辛温发散、温肺散寒、化痰止咳之功，可用于风寒咳嗽。此外，生姜能解半夏、天南星及鱼蟹毒。

白芍　略。

【伍用功能】

生姜味辛，性温，能透表发汗，善开痰理气，止呕吐，逐除一切外感不正之气，其皮又善通利小便。白芍味苦，微酸，性凉多液，善滋阴养血、退热除烦，能收敛上焦浮越之热自小便泻出，为治阴虚有热小便不利之要药；又善泄肝胆之热，以除痢疾后重。张氏谓："且肝为藏血之脏，得芍药之凉润者以养之，则宁谧收敛，而血不妄行。更与生姜同用，且能和营卫、调经络、引血循经。"又言："芍药善利小便，即善行水，且与生姜同用，又能调和营卫，使周身之气化流通也。"二药相伍，一温一凉，温凉相调，调和营卫，引血循经，行气利水，缓肝止痛，化滞止痢，疏达肝气。

【主治】

1. 吐衄，此因凉而胃气不降。

2. 气郁成鼓胀。

3. 肝郁脾弱之证。

4. 伤寒有汗。

5. 下痢赤白、腹疼、里急后重初起者。

6. 经络受寒，四肢发搐，历节风证，周身关节皆疼。

【常用量】

生姜：二钱至三钱。

白芍：二钱至一两。

代赭石　　牛膝

【单味药功用】

代赭石　略。

牛膝　常用的有怀牛膝和川牛膝。为苋科多年生草本植物牛膝（怀牛膝）*Achyranthes bidentate* Bl. 和川牛膝 *Cyathula officinalis* Kuan 的根。味苦、甘、酸，性平。归肝、肾经。本品苦降，性善下行，活血通经，用于瘀血阻滞的经闭、痛经、月经不调、产后腹痛及跌打损伤、腰膝瘀痛。其补肝肾、强筋骨之功用于肾虚腰痛及久痹腰膝酸痛乏力等。利水通淋之功，可治热淋、血淋、砂淋、水肿、小便不利等。本品能引火（血）下行，以降上炎之火，可用治肝阳上亢之头痛眩晕、目赤，以及火热上炎，阴虚火旺引起的牙龈肿痛、口舌生疮、吐血、衄血等上部火热证。

【伍用功能】

代赭石色赤性凉，其质重坠下行，降胃平肝、镇安冲气，善通大便燥结而毫无开破之弊。牛膝甘酸性温，原为补益之品，补肝肾、强筋骨，而善引气血下行，并能引浮越之火下行。前者平肝潜阳，镇逆安冲以降血压；后者活血祛瘀，引血下行以降血压。张氏二药并伍，皆重用之，平肝潜阳、降胃安冲、引血（火）下行、降血压，实有相得益彰之妙。

【主治】

1. 内中风证，其脉弦长有力，或上盛下虚，头目时常眩晕，或脑中时常作疼发热，或目胀耳鸣，或心中烦热，或肢体渐觉不利，或口眼渐形歪斜，或面色如醉，甚或眩晕，至于颠仆，昏不知人，移时始醒，或醒后不能复原，或肢体痿废，或成偏枯。

2. 高血压。

3. 胃气不降等证。

4. 牙疼。

【常用量】

代赭石：四钱至一两半（轧细生用）。

牛膝：三钱至一两。

【张锡纯用药经验】

刘铁珊将军丁卯来津后，其脑中常觉发热，时或眩晕，心中烦躁不宁，脉象弦长有力，左右皆然，知系脑充血证。盖其愤激填胸，焦思积虑者已久，是以有斯证也。为其脑中觉热，俾用绿豆实于囊中作枕，为外治之法。又治以镇肝熄风汤（怀牛膝一两，生代赭石轧细一两，生龙骨捣碎五钱，生牡蛎捣碎五钱，生龟甲捣碎五钱，生白芍五钱，玄参五钱，天冬五钱，川楝子捣碎二钱，生麦芽二钱，茵陈二钱，甘草钱半），于方中加地黄一两，连服数剂，脑中已不觉热。遂去川楝子，又将生地黄改用六钱。服过旬日，脉象和平，心中亦不烦躁，遂将药停服。又天津铃铛阁街，于氏所娶新妇，过门旬余，忽然头疼。医者疑其受风，投以发表之剂。其疼陡剧，号呼不止。其翁在中国银行司账，见同伙沈君阅《衷中参西录》，见载有脑充血头疼诸案，遂延愚为之诊视。其脉弦硬而长，左部尤甚。知其肝胆之火上冲过甚也。遂投以镇肝熄风汤，加龙胆草三钱，以泻其肝胆之火。一剂病愈强半，又服两剂，头已不疼，而脉象仍然有力。遂去龙胆草，加生地黄六钱。又服数剂，脉象如常，遂将药停服。

在津曾治东门里友人迟华章之令堂，年七旬有四，时觉头目眩晕，脑中作疼，心中烦躁，恒觉发热，两臂觉撑胀不舒，脉象弦硬而大，知系为脑充血之朕兆，治以建瓴汤（生怀山药一两，怀牛膝一两，生代赭石轧细八钱，生龙骨捣细六钱，生牡蛎捣细六钱，生怀地黄六钱，生杭白芍四钱，柏子仁四钱），连服数剂，诸病皆愈。又用建瓴汤加减，连服数剂，诸病又愈。脉象仍未和平，又将药停服。后月余，病又反复，亦仍用建瓴汤加减，连服三十余剂，脉象和平如常，遂停药勿服，病亦不再反复矣。

又治天津河北王姓叟。年过五旬，因头疼、口眼歪斜，求治于西人医院，西人以表测其脉，言其脉搏之力已达百六十度，断为脑充血证，服其药多日无效，继求治于愚。其脉象弦硬而大，知其果系脑部充血，治以建瓴汤，将代赭石改用一两，连服十余剂，觉头部清爽，口眼之歪斜亦愈，惟脉象仍未复常。复至西人医院以表测脉，西医谓较前低二十度，然仍非无病之脉也。后晤面向愚述之，劝其仍须多多服药，必服至脉象平和，方可停服。彼觉病愈，不以介意。后四阅月未尝服药，继因有事出门，劳碌数旬，甫归后又连次竹战，一旦忽眩仆于地而亡。观此二案，知用此方（建瓴汤）以治脑充血者，必服至脉象平和，毫无弦硬之意，而后始可停止也。

友人朱钵文，滦州博雅士也，未尝业医而实精于医。尝告愚曰："脑充血证，宜于引血下行药中加破血之药以治之。"愚闻斯言，恍有悟会。如目疾其疼连脑者，多系脑部充血所致，而眼科家恒用大黄以泻其热，其脑与目即不疼，此无他，服大黄后脑充血之病即愈故也。夫大黄非降血兼能破血最有力之药乎？由斯知凡脑充血证其身体脉象壮实者，初服建瓴汤一两剂时，可酌加大黄数钱；其身形脉象不甚壮实者，若桃仁、丹参诸药，亦可酌加于建瓴汤中也。

王姓，年三十余，住天津东门里二道街，业商，得牙疼病。病因：商务劳心，又兼连日与友宴饮，遂得斯证。证候：其牙疼甚剧，有碍饮食，夜不能寐，服一切治牙疼之药不效，已迁延二十余日矣。其脉左部如常，而右部弦长，按之有力。诊断：此阳明胃气不降也。上牙龈属足阳明胃，下牙龈属手阳明大肠。究之胃气不降，肠中之气亦必不降，火随气升，血亦因之随气上升，并于牙龈而作疼，是以牙疼者牙龈之肉多肿热也。宜降其胃气兼引其上逆之血下行，更以清热之药辅之。处方：生代赭石（轧细）一两，怀牛膝一两，滑石六钱，甘草一钱，煎汤服。效果：将药煎服一剂，以善其后。说明：方书治牙疼未见有用代赭石、牛膝者，因愚曾病牙疼以二药治愈，后凡遇胃气不降致牙疼者，方中必用此二药。其阳明胃腑有实热者，又恒加生石膏数钱。

代赭石、牛膝并用，以治牙疼，张锡纯曾亲身经历，躬身实践，多有心得，乃撰"自述治愈牙疼之经过"一文，公之医界。

愚素无牙疼病。丙寅腊底，自津回籍，早六点钟之车站候乘，至晚五点始得登车，因此感冒风寒，觉外表略有拘束，抵家后又眠于热炕上，遂陡觉心中发热，继而左边牙疼。因思解其外表，内热当消，牙疼或可自愈。服西药阿斯匹林一瓦半（此药原以一瓦为常量），得微汗，心中热稍退，牙疼亦觉轻。迟两日，心中热又增，牙疼因又剧。方书谓上牙龈属足阳明，下牙龈属手阳明，愚素为人治牙疼有内热者，恒重用生石膏少佐以宣散之药清其阳明，其牙疼即愈，于斯用生石膏细末四两，薄荷叶钱半，煮汤分两次饮下。日服一剂。两剂后，内热已清，疼遂轻减。翌日因有重证应诊远出，时遍地雪深三尺，严寒异常，因重受外感，外表之拘束甚于初次，牙疼因又增剧，而心中却不觉热。遂单用麻黄六钱（愚身体素强壮，是以屡次用药皆倍常量，非可概以之治他人也），于临睡时煎汤服之未得汗，继又煎渣再服仍未得汗，睡至夜半始得汗，微觉肌肤松畅，而牙疼如故，剧时觉有气循左侧上潮，疼彻辅颊，且觉发热；有时其气旁行，更疼如锥刺。恍悟此证系气血挟热上冲，滞于左腮，若再上升至脑部，即为脑充血矣。遂用怀牛膝、生代赭石细末各一两煎汤服之，其疼顿愈，分毫不复觉疼，且从前头面畏风，从此亦不复畏风矣。盖愚向拟建瓴汤方，见第三卷论脑充血证可预防篇中，用治脑充血证甚效，方中原重用牛膝、代赭石，今单用此二药以治牙疼，更捷如影响，此诚能为治牙疼者别开一门径矣，是以详志之。

代赭石　　甘遂

【单味药功用】

代赭石　略。

甘遂　为大戟科多年生草本植物甘遂 *Euphorbia kansui* T. N. Liou ex T. P. Wang 的块根，味苦性寒，有毒。归肺、肾、大肠经。本品苦寒性降，善行经隧之水湿，泻水逐饮力峻，药后可连续泻下，使潴留水饮排泄体外。凡水肿，大腹鼓胀，胸胁停饮，正气未衰者，均可用之。其逐痰涎作用，又可用于风痰癫痫之证。本品外用消肿散结，还可用于疮痈肿毒。

【伍用功能】

代赭石其质重坠，善镇逆气、降痰涎、止呕吐、通燥结，用之得当能建奇效；甘遂性猛烈走窜，后世本草，称其以攻决为用，为下水之圣药，痰亦水也，故其行痰之力，亦百倍于他药。张氏代赭石之用，意在"借其重坠之力，摄引痰火下行，俾窍络之塞者皆通，则心与脑能相助为理，神明自复其旧也"。二者伍用，攻结、涤痰、降逆效强。

【主治】

1. 宿食结于肠间不能下行，大便多日不通。

2. 癫狂失心，脉滑实者中顽痰凝结之甚者，非其证大实不可轻投。

【常用量】

代赭石：二两（轧细生用）。

甘遂：钱半至二钱（轧细药汁送服）。

【张锡纯用药经验】

凡用甘遂，宜为末，水送服，或用其末，调药汤中服，若入汤剂煎服，必然吐出，又凡药中用甘遂，不可连日服之，必隔两三日，方可再服，不然亦多吐出。又其性与甘草相反，用者须切记。

甘遂性猛烈走窜，后世本草，称其以攻决为用，为下水之圣药。痰亦水也，故其行痰之力，亦百倍于他药。曾治一少年癫狂，医者投以大黄六两，连服两剂，大便不泻。后愚诊视，为开此方，惟甘遂改用三钱。病家谓，从前服如许大黄，未见行动，今方中止用大黄两许，岂能效乎？愚曰：但服无虑也。服后，大便连泻七八次，降下痰涎若干，癫狂顿愈。见者以为奇异，彼盖不知甘遂三钱之力，远胜于大黄六两之力也。

张氏谓："痰脉多滑，然非顽痰也。愚治此证甚多。凡癫狂之剧者，脉多瘀塞，甚或六脉皆不见，用开痰药通之，其脉方出，以是知顽痰之能闭脉也。"

又谓："神明之功用，原心与脑相辅而成。癫狂之证，乃痰火上泛，瘀塞其心与脑相连窍络，以致心脑不通，神明皆乱。是以愚治此证之剧者，代赭石恒有用至四两者。且又能镇甘遂使之专于下行，不至作呕吐也。"

代赭石　　　生麦芽

【单味药功用】

代赭石　略。

生麦芽　略。

【伍用功能】

代赭石其质重坠，善镇逆气、降痰涎、止呕吐、通燥结，用之得当能建奇效；生麦芽性善消化，兼能通利二便，虽为脾胃之药，而实善疏肝气。代赭石以降胃于右为主，生麦芽以升肝于左为要，二者相伍，左升右降，升降调和，降胃疏肝、调畅肝气、降压、止血功彰。

【主治】

1. 肝气郁兼胃气不降。

2. 吐血兼咳嗽。

3. 脑充血头疼属肝阳上亢者。

4. 肺痨咳嗽兼不寐。

【常用量】

代赭石：五钱至一两半（轧细生用）。

生麦芽：二钱至三钱。

【张锡纯用药经验】

张锡纯谓："麦芽与肝为同气相求，故善舒之。夫肝主疏泄为肾行气，为其力能疏肝，善助肝木疏泄以行肾气，故又善于催生。至妇人之乳汁为血所化，因其善于消化，微兼破血之性，故又善回乳（无子吃乳欲回乳者，用大麦芽二两炒为末，每服五钱白汤下）。入丸散剂可炒用，入汤剂皆宜生用。"

张氏治疗肺痨喘嗽兼不寐证，代赭石、生麦芽并书，配合滋阴润肺、清火理痰，止嗽诸品收功，二者伍用方义，锡纯曾有论述："或问：两方中所用之药，若滋阴润肺、清火理痰、止嗽诸品，原为人所共知，而两方中皆用赭石、麦芽，且又皆用生者其义何居？答曰：胃居中焦，原以传送饮食为专职，是以胃中之气，以息息下行为顺，果其气能息息下行，则冲气可阻其上冲，胆火可因之下降，大便亦可按时下通，至于痰涎之壅滞，咳嗽喘逆诸证，亦可因之遂减，而降胃之药，固莫赭石也。然此物为铁氧化合，煅之则铁氧分离，即不宜用，此所以两方皆用赭石，而又必须生赭石也。至于麦芽，炒用之善于消食，生用之则善于升达肝气。人身之气化原左升右降，若但知用赭石降胃，其重坠下行之力或有碍于肝气之上升，是以方中赭石降胃，即用麦芽升肝，此所以顺气化之自然，而还其左升右降之常也。"

张氏治疗肝气郁兼胃气不降案：姚景仁，住天津鼓楼东，年五十二岁，业商，得肝郁胃逆证。病因：其近族分支多门，恒不自给，每月必经心为之补助，又设有买卖多处，亦自经心照料，劳心太过，因得斯证。证候：腹中有气，自下上冲，致胃脘满闷，胸中烦热，胁下胀疼，时常呃逆，间作呕吐，大便燥结。其脉左部沉细，右部则弦硬而长，大于左部数倍。诊断：此乃肝气郁结，冲气上冲，更迫胃气不降也。为肝气郁结，是以左脉沉细；为冲气上冲，是以右脉弦长。冲脉上隶阳明，其气上冲不已，易致阳明胃气不下降。此证之呕吐呃逆、胃脘满闷、胸间烦热，皆冲胃之气相并冲逆之明征也。其胁下胀疼，肝气郁结之明征也。其大便燥结者，因胃气原宜息息下行，传送饮食下为二便，今其胃气既不下降，是以大便燥结也。拟治以疏肝降胃安冲之剂。处方：生代赭石（轧细）一两，生怀山药一两，天冬一两，寸麦冬（去心）六钱，清半夏（水洗三次）四钱，碎竹茹三钱，生麦芽三钱，茵陈二钱，川续断二钱，生鸡内金（黄色的捣）二钱，甘草钱半，煎汤一大盅，温服。方解：肝主左而宜升，胃主右而宜降，肝气不升则先天之气化不能由肝上达，胃气不降则后天之饮食不能由胃下输，此证之病根，正因当升者不升，当降者不降也。故方中以生麦芽、茵陈以升肝，生代赭石、半夏、竹茹以降胃，即以安冲；用续断者，因其能补肝，可助肝气上升也；用生山药、二冬者，取其能润胃补胃，可助胃气下降也；用鸡内金者，取其能化瘀止疼，以运行诸药之力也。复诊：上方随时加减，连服二十余剂，肝气已升，胃气已降，左右脉均已平安，诸病皆愈。惟肢体乏力，饮食不甚消化，拟再治以补气健胃之剂。处方：野台党参四钱，生怀山药一两，生代赭石（轧细）六钱，天冬六钱，寸麦冬六钱，生鸡内金（黄色的捣）三钱，生麦芽三钱，甘草钱半，煎汤一大盅，温服。效果：将药煎服三剂，饮食加多，体力渐复。于方中加枸杞五钱，白术三钱，俾再服数剂，以善其后。说明：身之气化，原左升右降，若但知用赭石降胃，不知用麦芽升肝，久之肝气将有郁遏之弊，况此证之肝气原郁结乎？此所以方中用赭石即用麦芽，赭石生用而麦芽亦生用也。且诸家本草谓麦芽炒用者为丸散计也，若入汤剂何须炒用，盖用生者煮汁饮之，则消食之力愈大也。

或问：升肝之药，柴胡最效，今方中不用柴胡而用生麦芽者，将毋别有所取乎？答曰：柴胡升提肝气之力甚大，用之失宜，恒并将胃气之下行者提之上逆，曾有患阳明厥逆吐血者（《内经》谓阳明厥逆衄、呕血，此阳明指胃腑而言也。凡论六经不言足经手经者，皆指足经而言），初不甚剧。医者误用柴胡数钱即大吐不止，须臾盈一痰盂，有危在顷刻之惧，取药无及，适备有生赭石细末若干，俾急用温开水送下，约尽两半，其血始止，此柴胡并能提胃气上逆之明征也。况此证之胃气原不降乎？至生麦芽虽能升肝，实无防胃气之下降，盖其萌芽发生之性，与肝木同气相求，能宣通肝气之郁结，使之开解而自然上升，非若柴胡之纯于升提也。

代赭石　　瓜蒌仁

【单味药功用】

代赭石　略。

瓜蒌仁　又叫蒌仁、栝楼仁，为葫芦科多年生草质藤本植物栝楼 *richosanthes kirilowii* Maxim. 和双边栝楼 *T. ros-thornii* Harms 等的种子。味甘性寒，归肺、胃、大肠经。本品润肺、化痰、滑肠。治痰热咳嗽、燥结便秘、痈肿乳少。

【伍用功能】

代赭石色赤，性微凉，能生血兼能凉血，善镇逆气，降痰涎，止呕吐，通燥结，用之得当能建奇效。瓜蒌仁润肺、化痰，其开胸降胃之力较大，且善通大便。代赭石以重坠降逆见长，瓜蒌仁以化痰润肠收功。二药伍用，降胃利痰、重坠止血、通便之功增强。

【主治】

1. 吐血、衄血、脉洪滑而长，或上入鱼际，因热而胃气不降者。

2. 寒温结胸，其证胸膈痰饮与外感之邪互相凝结，上塞咽喉，下滞胃口，呼吸不利、满闷短气、饮水不能下行等。

3. 不寐兼惊悸，证因用心过度，心热耗血，因热生痰者。

【常用量】

代赭石：六钱至二两（生用研细）。

瓜蒌仁：四钱至二两（炒捣）。

【张锡纯用药经验】

一媪年过六旬。当孟夏晨饭时，忽闻乡邻有斗者，出视之，见强者凌弱太过，心甚不平，又兼饭后有汗受风，遂得温病，表里俱热，心满腹疼，饮水须臾仍吐出。七八日间，大便不通，脉细数，按之略实。自言心中烦渴，饮水又不能受。从前服药止吐，其药亦皆吐出。若果饮水不吐，犹可望愈。愚曰：易耳。遂用代赭石、蒌仁各二两，苏子六钱，又加生石膏二两，野台党参五钱，煎汤一大碗，俾分三次温饮下。晚间服药，翌晨大便得通而愈。当其服药之先，曾俾用净山茱萸二两煎汤，以备下后心中怔忡及虚脱，迨大便通后，心中微觉怔忡，服之而安。

癸亥秋，愚在奉天同善堂医学校讲药性，有学生李庆霖之族姊来奉，病于旅邸。屡经医治无效，病势危急，庆霖求为诊治。其周身灼热，脉象洪实，心中烦躁怔忡，饮食下咽即呕吐，屡次所服之药，亦皆呕吐不受。视其舌苔黄厚，大便数日未行，知其外感之热已入阳明之腑，又挟胃气上逆，冲气上冲也。为疏方用生代赭石细末八钱，生石膏细末两半，蒌仁一两，玄参、天冬各六钱，甘草二钱，将后五味煎汤一大茶杯，先用开水送服代赭石细末，继将汤药服下，遂受药不吐，再服一剂全愈。

张氏吐衄之治，擅用代赭石，其辨治圆机活法，论述颇详："《内经》谓，阳明厥逆，喘咳，身热，善惊，衄、呕血。黄坤载衍《内经》之旨，谓血之失于便溺者，太阴之不升也；亡于吐衄者，阳明之不降也。是语深明《内经》者也。盖阳明胃气，以息息下降为顺，时或不降，则必壅滞转而上逆，上逆之极，血即随之上升而吐衄作矣。治吐衄之证，当以降胃为主，而降胃之药，实以代赭石为最效。然胃之所以不降，有因热者，宜降之以代赭石，而以蒌仁、白芍诸药佐之（因凉犹用白芍者，防干姜之热侵肝胆也。然吐衄之证，由于胃气凉而不降者甚少）；其凉而兼虚者，可兼佐以白术；有因下焦虚损，冲气不摄上冲胃气不降者，宜降以赭石而以生山药、生芡实诸药佐之；有因胃气不降，致胃中血管破裂，其证久不愈者，宜降以代赭石，而以龙骨、牡蛎、三七诸药佐之。无论吐衄之证，种种原因不同，疏方皆以代赭石为主，而随证制宜，佐以相当之药品，吐衄未有不愈者。"

伤寒下早成结胸，瘟疫未下亦可成结胸。所谓结胸者，乃外感之邪与胸中痰涎互相凝结，滞塞气道，几难呼吸也。仲景有大陷胸汤丸，原为治此证良方，然因二方中皆有甘遂，医者不敢轻用，病家亦不敢轻服，一切利气理痰之药，又皆无效，故恒至束手无策。向愚治此等证，俾用新炒蒌仁四两，捣碎煮汤服之，恒能奏效。后拟得一方，用代赭石、蒌仁各三两，苏子六钱，用之代大陷胸汤丸，屡试皆能奏效。若其结在胃口，心下满闷，按之作疼者，系小陷胸汤证，又可将方中分量减半以代小陷胸汤，其功效较小陷胸汤尤捷。自拟此方以来，救人多矣，至寒温之证已传阳明之腑，却无大热，惟上焦痰涎壅滞，下焦大便不通者，亦可投以此方（分量亦宜斟酌少用），上清其痰，下通其便，诚一举两得之方也。

内中风之证，忽然昏倒不省人事，《内经》所谓"血之与气并走于上"之大厥也。亦即《史记·扁鹊传》所谓"上有绝阳之路，下有破阴之纽"之尸厥也。此其风非外来，诚以肝火暴动与气血相并，上冲脑部，惟用药镇敛肝火、宁息内风，将其上冲之气血引还，其证犹可挽回，此《金匮》风引汤所以用龙骨、牡蛎也。然龙骨、牡蛎，虽能敛火息风，而其性皆涩，欠下达之力，惟佐以代赭石则下达之力速，上逆之气血即可随之而下。曾治奉天大北关开醋房者杜正卿，忽然头目眩晕、口眼歪邪、舌强直不能发言，脉象弦长有力，左右皆然，视其舌苔白厚微黄，且大便数日不行，知其证兼内外中风也。俾先用阿斯匹林瓦半，白糖水送下以发其汗，再用代赭石、生龙骨、生牡蛎、萎仁各一两，生石膏两半，菊花、连翘各二钱，煎汤，趁其正出汗时服之，一剂病愈强半，大便亦通。又按其方加减，连服数剂全愈。

代赭石　　芡实

【单味药功用】

代赭石　略。

芡实　略。

【伍用功能】

代赭石其质重坠，善镇逆气、降痰涎、止呕吐、通燥结，用之得当能建奇效。芡实甘涩收敛，益肾固精、健脾止泻、敛冲固气，统摄下焦气化。代赭石以镇逆降胃见长，芡实以敛冲固肾收功，二药并伍，一矿石，一果实，一降一敛，降胃敛冲、固肾摄气，其功更彰。

【主治】

1. 胸膈满闷，脾胃真气外泄，冲脉逆气上干之证。

2. 阴阳两虚，喘逆迫促，有将脱之势，或肾虚不摄，冲气上干致胃气不降作满闷。

3. 吐衄证属冲气、胃气上逆者。

【常用量】

代赭石：五钱至六钱（轧细生用）。

芡实：五钱（生用）。

【张锡纯用药经验】

一人，当上脘处发疮，大如核桃，破后调治三年不愈。疮口大如钱，觉自内溃烂，循胁渐至背后，每日自背后以手排挤至疮口，流出脓水若干。求治于愚，自言自患此疮后，三年未尝安枕，虽卧片时，即觉有气起自下焦上逆冲心。愚曰：此即汝疮之病根也。俾用生芡实一两，煮浓汁送服，生代赭石细末五钱，遂可安卧。又服数次，彻夜稳睡。盖气上逆者，乃冲气之上冲，用代赭石以镇之，芡实以敛之，冲气自安其宅也。继用拙拟活络效灵丹加生黄芪、代赭石各三钱煎服，日进一剂，半月全愈。

门人高如壁曾治一叟，年七十余，得呃逆证，兼小便不通，剧时觉杜塞咽喉，息不能通，两目上翻，身躯后挺，更医数人治不效。如壁诊其脉浮而无力，遂用代赭石、台党参、生山药、生芡实、牛蒡子为方投之，呃逆顿愈。又加竹茹服一剂，小便亦通利。

代赭石　　黄芪

【单味药功用】

代赭石　略。

黄芪　略。

【伍用功能】

代赭石色赤性凉，其质重坠下行，平肝潜阳，善镇逆气；黄芪性温味甘，其补气行滞作用，善治肢体痿废，其补气升阳作用，善治胸中大气下陷。代赭石以镇肝降逆见长，生黄芪借补气活血收功。二药相伍，一补一降，一温一凉，相互制约，补气活血、镇肝潜阳降逆。

【主治】

1. 高血压。

2. 脑梗死或脑出血等病症。

【常用量】

代赭石：六钱（轧细生用）。

黄芪：四钱至六钱（生用）。

【张锡纯用药经验】

张氏谓："黄芪之性，又善治肢体痿废，然须细审其脉之强弱，其脉之甚弱而痿废者，西人所谓脑贫血证也。盖人之肢体运动虽脑髓神经司之，而其所以能司肢体运动者，实赖上注之血以涵养之。其脉弱者，胸中大气虚损，不能助血上升以养其脑髓神经，遂致脑髓神经失其所司，《内经》所谓上气不足，脑为之不满也。拙拟有加味补血汤、干颓汤，方中皆重用黄芪。凡脉弱无力而痿废者，多服皆能奏效。若其脉强有力而痿废者，西人所谓脑充血证，又因上升之血过多，排挤其脑髓神经，俾失所司，《内经》所谓血菀于上，为薄厥也。如此等证，初起最忌黄芪，误用之即凶危立见。迨至用镇坠收敛之品，若拙拟之镇肝熄风汤、建瓴汤治之。其脉柔和而其痿废仍不愈者，亦可少用黄芪助活血之品以通经络。若服药后，其脉又见有力，又必须仍辅以镇坠之品，若拙拟之起痿汤黄芪与赭石、䗪虫诸药并用也。"

张氏又谓："脑充血证，最忌用黄芪，因黄芪之性补而兼升，气升则血必随之上升，致脑中之血充而益充，排挤脑中血管可至溢血，甚或至破裂而出血，不可救药者多矣。至将其脑充血之病治愈，而肢体之痿废仍不愈者，皆因其经络瘀塞血脉不能流通也。此时欲化其瘀塞，通其血脉，正不妨以黄芪辅之，特是其脑中素有充血之病，终嫌黄芪升补之性能助血上升，故方中仍加生代赭石、牛膝，以防血之上升，即所以监制黄芪也。又虑黄芪性温，温而且补即能生热，故又重用花粉以调剂之也。"

代赭石　　磁石

【单味药功用】

代赭石　略。

磁石　又名灵磁石，为等轴晶系氧化物类矿物尖晶石族磁铁矿的矿石，主含四氧化三铁（Fe_3O_4）。味咸性寒，入心、肝、肾经。本品质重沉降入心，而有镇惊安神之功；味咸入肾，又有益肾之效；能护真阴、镇浮阳、安心神。故常用治肾虚肝旺，肝火上炎，扰动心神，或惊恐气乱，神不守舍所致之心神不宁、惊悸、失眠及癫痫。既能平肝潜阳，用治肝阳上亢之头晕目眩、急躁易怒等症，又能益肾养肝、聪耳明目，用治肝肾亏虚，目暗耳聋；还能纳气平喘，用治肾气不足，摄纳无权之虚喘。

【伍用功能】

代赭石色赤性凉，生血凉血，既能补血中铁质，以与人身元气相系恋；磁石质重沉降，益肾纳气，且色黑入肾，黑能止血。二者同用，重坠止血，实有相得益彰之妙。故张方舆氏谓："药虽平易，而中含科学原理甚矣。中医之理实包括西医，特患人不精心以求之耳。"

【主治】

妇女崩漏等症。

【常用量】

代赭石：五钱（轧细生用）。

磁石：八钱（轧细生用）。

【张锡纯用药经验】

戊寅年秋，穆荫乔君之如夫人金女士。患经漏不止者三月，延医多人，百方调治，寒热补涩均无效，然亦不加剧，并无痛苦。予张方舆用寿师固冲汤加重分量，服数剂亦无效，又以《金鉴》地榆苦酒汤试之，终不应，技已穷矣。忽忆寿师此说，乃以磁石细末八钱，生代赭石细末五钱，加入滋补药中，一剂知，二剂已。是知药能中病，真有立竿见影之妙。

据现代药理研究，磁石主要为四氧化三铁（Fe_3O_4），尚含锰、铝、铅、钛等。火煅醋淬后，主要含三氧化二铁及醋酸铁等。磁石有镇静作用，对缺铁性贫血有补血作用。

黄象三，天津北仓中学肄业生，年二十岁，得神经错乱病。病因：在校中本属翘楚，而考试不列前茅，因此心中忿郁，久之遂致神经错乱。证候：心中满闷发热不思饮食，有时下焦有气上冲，并觉胃脘之气亦随之上冲，遂致精神昏聩，言语支离，移时觉气消稍顺，或吐痰数口，精神遂复旧。其左脉弦而硬，右脉弦而长，两尺皆重按不实，一息五至。诊断：此乃肝火屡动，牵引冲气、胃气相并上冲，更挟痰涎上冲，以滞塞于喉间，并冲激其脑部，是以其神经错乱而精神言语皆失其常也。其左脉弦硬者，肝血虚而火炽盛也；右脉弦长者，冲气挟胃气上冲之现象也。方书论脉有直上直下，冲脉昭昭之语，所谓直上直下者，即脉弦且长之形状也；其两尺不实者，下焦之气化不固也，因下焦有虚脱之象，是以冲气易挟胃气上冲。此当治以降胃敛冲、镇肝之剂，更兼用凉润滋阴之品，以养肝血、清肝热，庶能治愈。

处方：生代赭石（轧细）一两，灵磁石（轧细）五钱，生怀山药八钱，生龙骨（捣碎）八钱，生杭白芍六钱，玄参五钱，柏子仁五钱，云苓片三钱，清半夏三钱，石菖蒲三钱，生远志二钱，镜面砂（研细）三分，药共十二味，将前十一味煎汤一大盅，送服朱砂细末。复诊：将药连服四剂，满闷发热皆大见愈，能进饮食，有时气复上冲而不复上干神经至于错乱，左右之脉皆较前平和，而尺部仍然欠实，拟兼用培补下元之品以除病根。处方：生代赭石（轧细）一两，熟怀地黄八钱，生怀山药八钱，大甘枸杞六钱，净山茱萸五钱，生杭白芍四钱，玄参四钱，云苓片二钱，共煎汤一大盅，温服。效果：将药连服六剂，诸病皆愈，脉亦复常。

或问：地黄之性黏腻生痰，胃脘胀满，有痰者多不敢用，今重用之何以能诸病皆愈？答曰：用药如用兵，此医界之恒言也。如宋八字军最弱，刘锜将之即为劲卒，遂能大败金人奏顺昌之捷，以斯知兵无强弱，在用之者何如耳。至用药亦何独不然，忆曾治一李姓媪，胃口满闷有痰，其脉上盛下虚，投以肾气丸作汤服，为加生代赭石八钱，服后觉有推荡之力，须臾胸次豁然，肾气丸非重用地黄者乎？然如此用药非前无师承而能有然也。《金匮》云："短气有微饮，当从小便去之，苓桂术甘汤主之，肾气丸亦主之。"夫饮即痰也，气短亦近于满闷，而仲师竟谓可治以肾气丸，愚为于《金匮》曾熟读深思，故临证偶有会心耳。

白术　　龙眼肉

【单味药功用】

白术　略。

龙眼肉　略。

【伍用功能】

白术味苦微甘微辛，性温而燥，气香不窜，善健脾胃、消痰水、止泄泻；龙眼肉，味甘能补脾，气香能醒脾，诚为脾家要药，且心为脾母，龙眼肉色赤入心，又能补益心脏，俾母旺自能荫子也。白术健脾之阳，使之健运有力；龙眼肉滋胃之阴，俾其酸汁多生。二药参合，一补气一补血，健脾止泻、补气生血作用增强。

【主治】

1.泄泻久不止，气血俱虚，身体羸弱，将成劳瘵之候。

2.室女月闭血枯，饮食减少。

【常用量】

白术：三钱至一两（炒用）。

龙眼肉：六钱至一两。

【张锡纯用药经验】

愚治心虚怔忡，恒俾单购龙眼肉斤许，饭甑蒸熟，徐徐服之，皆大有功效，是能补心之明征。有大便下血者，多因脾虚不能统血。亦可单服龙眼肉而愈，是又补脾之明征也。

一妇人年四十许，初因心中发热，气分不舒，医者投以清火理气之剂，遂泄泻不止。更延他医投以温补之剂，初服稍轻，久服则泻仍不止，一日夜四五次，迁延半载以为无药可医。后愚为诊视，脉虽濡弱而无弦数之象，知犹可治。但泻久身弱，虚汗淋漓，心中怔忡，饮食减少，踌躇再四，为拟方用龙眼肉、生山药、炒白术各一两，补脾兼补心肾，数剂泻止，而汗则加多。遂于方中加生龙骨、生牡蛎各六钱，两剂汗止，又变为漫肿。盖从前泻时小便短少，泻止后小便仍少，水气下无出路，故蒸为汗，汗止又为漫肿也，斯非分利小便使水气下行不可。特其平素常觉腰际凉甚，利小便之药，凉者断不可服，遂去龙骨、牡蛎，加椒目三钱，连服十剂全愈。

白术　　鸡内金

【单味药功用】

白术　略。

鸡内金　略。

【伍用功能】

白术味苦微甘微辛，善健脾胃、消痰水、止泄泻；鸡内金健运脾胃，善化郁积，能消瘀血。张氏谓："白术以健胃之阳，使之润动有力（饮食之消亦仗胃有润动）。鸡内金原含有酸汁，且能运化诸补药之力，使之补而不滞。"张氏又言："白术纯禀土德，为健补脾胃之主药，然土性壅滞，故白术多服久服，亦有壅滞之弊，有鸡内金之善消瘀积者以佐之，则补益与宣通并用。俾中焦气化，壮旺流通，精液四布，清升浊降，痰之根柢蠲除矣。"二药相伍，一补一消，补中有宣，健补脾胃、消瘀化积之功益著。

【主治】

1.劳瘵羸弱已甚，饮食减少，亦治女子血枯不月。

2.气郁成鼓胀，兼治脾胃虚而且郁，饮食不能运化。

3.脾胃湿寒，饮食减少，完谷不化。

4.脾胃虚弱，不能运化饮食，以至生痰。

【常用量】

白术：二钱至四两。

鸡内金：二钱至二两。

【张锡纯用药经验】

张锡纯谓："於术（白术）以健脾之阳，脾土健壮，自能助胃。鸡内金为鸡之脾胃，中有瓷、石、铁，皆能消化，其善化有形郁积可知。且其性甚和平，兼有以脾胃补脾胃之妙，故能助健补脾胃之药，特立奇功，迥非他药所能及也。"

张氏又谓："又此方不但治痰甚效，凡廉于饮食者，服之莫不饮食增多。且久服之，并可消融腹中一切积聚。"

奉天海龙秦星垣，年三十余，胃中满闷，不能饮食，自觉贲门有物窒碍，屡经医治，分毫无效。脉象沉牢，为疏方鸡内金六钱，白术、代赭石各六钱，乳香、没药、丹参各四钱，生桃仁二钱，连服八剂全愈。星垣喜为登报声明。

白头翁　　阿胶

【单味药功用】

白头翁　为毛茛科多年生草本植物白头翁 *Pulsatilla chinensis* (Bge.)Regel 的根。味苦性寒，归大肠经。本品苦寒降泄，清热解毒、凉血止痢，尤善于清胃肠湿热与血分热毒，为治热毒血痢的良药。近年来用本品治疗细菌性痢疾及阿米巴痢疾，均有良好效果。

阿胶 略。

【伍用功能】

白头翁苦寒降泄,清热解毒、凉血止痢,张氏谓:"盖此药多生于冈埠之阴,其性寒凉,其味苦而兼涩,凉血中大有固脱之力也。"故能清肾脏之热;阿胶滋补肝肾,伏藏血脉,育阴止血,以补肾脏之虚。二药配伍,一清一补,清热通淋、育阴止血。

【主治】

血淋证。

【常用量】

白头翁:三钱。

阿胶:三钱(不用炒)。

【张锡纯用药经验】

或问:白头翁既兼有收涩固脱之力,《金匮》白头翁汤何以治热痢下重? 答曰:白头翁头顶白毛,形如其名,必具有金气。热痢下重,系肝火下迫大肠,借金气以制肝木之盛,则肝火自消,下重自除矣。唐容川谓:白头翁通身皆有白毛,似与白头翁命名之义不符,且与坊间鬻者亦异。然或别有此种,想其所具之金气愈全也。

阿胶系用黑驴皮熬以阿井之水而成,人之所共知也。然必冬至后取其水熬者方为合法。盖阿井为济水之伏流,其水原重于他水,而冬至后取之,则素日盛水百斤之器,又可加重二斤。故以之熬胶,沉重下达,滋补肝肾,伏藏血脉。

白头翁　　秦皮

【单味药功用】

白头翁　略。

秦皮　为木犀科落叶乔木植物苦枥白蜡树 *Fraxinus rhynchophylla* Hance 或白蜡树 *Fraxinus chinensis* Roxb. 的茎皮。味苦、涩，性寒。归大肠、肝、胆经。本品苦寒，其性收涩，既能清热燥湿解毒，又能收涩止痢、止带，用于热毒泻痢、湿热带下的治疗。其清肝泻火、明目退翳之效，可用治目赤肿痛、目生翳膜。

【伍用功能】

白头翁苦寒降泄，清热解毒、凉血止痢；秦皮苦寒收涩，清热燥湿解毒，又能收涩止痢。张锡纯对此二药又有特识："白头翁临风偏静，特立不挠，用以为君者，欲平走窍之火，必先实动摇之风也。秦皮浸水青蓝色，得厥阴风木之化，而性凉能泻肝家之热，故用以为臣。"二药相伍，苦寒直折、清解收涩并用，清热解毒、凉血止痢之功益彰。

【主治】

热痢下重。

【常用量】

白头翁：四钱。

秦皮：三钱。

【张锡纯用药经验】

唐容川解曰："白头翁一茎直上，四面细叶，茎高尺许，通体白芒，其叶上下亦皆白芒，花微香，味微苦，乃草中秉金性者。能无风动摇，以其得木气之和也，有风不动，以其秉金性之刚也。故用以平木息风。又其一茎直上，故治下重，使风上达，而不迫注也。"

白芍　　甘草

【单味药功用】

白芍　略。

甘草　略。

【伍用功能】

白芍味苦微酸，性凉多液，善滋阴养血、退热除烦，能收敛上焦浮越之热下行自小便泻出，为阴虚有热、小便不利之要药，又善泄肝胆之热，以除痢疾后重；甘草性微温，其味至甘，益气补中、清热解毒、调和脾胃、缓急止痛。张氏二药相伍，用意颇多。一取其甘苦化合味近人参，即功近人参，为补肺之品。二取其甘苦化阴，为养阴妙品。三取其甘苦化合，大有益于脾胃，兼能滋补阴分也。并治一切虚劳证者，诚以脾胃健壮，饮食增多，自能运化精微以培养气血也。四取白芍泄肝之热、甘草缓肝之急，二者同用则育阴缓中止痛、调和气血。五取其芍药滋阴泻热，善利小便，小便利而痰饮自减乎。白芍味酸，得木气最纯，甘草味甘，得土气最全。二药伍用，甘缓相合，甘苦化阴，育阴缓中止痛、补肺健脾养血、清热利湿之功益彰。

【主治】

1. 阴亏肺虚嗽喘。

2. 吐衄不止，阴分亏损。

3. 小便频数疼涩。

4.下痢、腹疼、里急后重初起者，及痢久不愈，时时切疼或热痢下重腹疼。

5.痰饮证。

6.温病太阳未解，渐入阳明，胃阴素亏，大便滑泄，或小便秘；或感冒久在太阳，致热蓄膀胱，小便赤涩。

【常用量】

白芍：三钱至一两。

甘草：钱半至三钱（生或炙用）。

【张锡纯用药经验】

白芍、甘草伍用，名曰芍药甘草汤。出自《伤寒论》。治腿脚挛急，或腹中疼痛。实验研究：有镇静、镇痛、松弛平滑肌等作用。

白芍、甘草伍用，张锡纯对此运用见解又有独到之处，他认为："甘苦化合，大有益脾胃，兼能滋补阴分，并治一切虚劳诸证者，诚以脾胃健壮，饮食增多，自能运化精微以培养气血也。"还认为："用白芍者，因肝为肺之对宫，肺金虚损，不能清肃下行以镇肝木，则肝火恒恣横而上逆，故加白芍以敛戢其火。且芍药与甘草同用，甘苦化合味近人参，即功近人参，而又为补肺之品也。"

张氏独出机杼，他认为二者伍用利痰化饮的机理在于："甘草泻湿，《本经》谓芍药苦平，后世谓芍药酸敛之性，可制虚火之上浮。又取其凉润之性，善滋肝胆之阴，即预防肝胆之热也。况其善利小便，小便利而痰饮自减乎。"

一童子年十五六岁，于季春得温病，经医调治，八九日间大热已退，而心犹发热，怔忡莫支，小便不利，大便滑泄，脉象虚数，仍似外邪未净，为疏方用生杭白芍二两，炙甘草一两半，煎汤一大碗,徐徐温饮下,尽剂而愈。夫《本经》谓芍药益气,元素谓其止泻利,即此案观之洵不误也。然必以炙草辅之,其功效乃益显。

按: 此证原宜用拙拟滋阴清燥汤,原有芍药六钱,甘草三钱,又加生怀山药、滑石各一两,而当时其方犹未拟出,但投以芍药、甘草,幸亦随手奏效。二方之中,其甘草一生用一炙用者,因一则少用之以为辅佐品,借以调和药之性味,是以生用;一则多用之至两半,借其补益之力以止滑泄,是以炙用,且《伤寒论》原有芍药甘草汤为育阴之妙品,方中芍药、甘草各四两,其甘草亦系炙用也。

白芍　　牡蛎

【单味药功用】

白芍　略。

牡蛎　略。

【伍用功能】

白芍味苦微酸,性凉多液,善滋阴血,退热除烦,能收敛上焦浮越之热下行自小便泻出,能入肝以生肝血,又善泄肝胆之热。牡蛎味咸而涩、性微凉,能软坚化痰、止呃逆、固精,治女子崩带。其咸寒属水,以水滋木,则肝胆自得其养。且其性善收敛,有保合之力,则胆得其助而惊恐自除,其质类金石,有镇安之力,则肝得其平而恚怒自息矣。白芍苦降戢敛,可助牡蛎之潜降。前者清热利便,后者敛正固脱,二药伍用,相互促进,镇肝息风、滋阴潜阳、收敛固脱、清热利湿。

【主治】

1. 内中风证，肝阳上亢型。

2. 妇女血崩，或经水行时多而且久，过期不止或不时漏下。

3. 大病后阴阳不相维系，阳欲上脱，阴欲下脱。

4. 小便频数、疼涩、遗精白浊。

5. 血淋、膏淋。

6. 因思虑生痰，因痰生热，神志不宁。

【常用量】

白芍：三钱至五钱。

牡蛎：五钱至一两（捣细或煅用）。

【张锡纯用药经验】

张锡纯曰："至白芍，若取其若平之性，可防热药之上僭（平者主降），若取其酸敛之性，可制虚火之浮游（《本经》谓芍药苦平，后世谓芍药酸敛，其味实苦而微酸）。且药之热者，宜于脾胃，恐不宜于肝胆，又取其凉润之性，善滋肝胆之阴即预防肝胆之热也。况其善利小便，小便利而痰饮自减乎。"

张氏又谓："至虚至实之痰，则必一药之中，能开痰亦能补虚，其药乃为对证，若此方（龙蚝理痰汤）之龙骨、牡蛎是也。惟龙骨、牡蛎能宁心固肾、安神清热，而二药并用，陈修园又称为治痰之神品，诚为见道之言。"

白芍　　阿胶

【单味药功用】

白芍　略。

阿胶　为马科动物驴 *Equus asinus L.* 的皮经煎煮、浓缩制成的固体胶。味甘，性平。归肺、肝、肾经。为补血之佳品，止血作用良好。用于血虚萎黄、眩晕、心悸及多种出血证。对出血而兼见阴虚、血虚诸证，尤为适宜。其滋阴润燥之效，又可用于阴虚证及燥证的治疗。

【伍用功能】

白芍味苦微酸，性凉多液，善滋阴养血、退热除烦，能收敛上焦浮越之热下行自小便泻出，为阴虚有热小便不利之要药，故有利小便而兼能滋阴清热之效；阿胶补血止血、滋阴润燥，补肾脏之虚。二药伍用，一利小便，一滑大便，又大能滋补真阴，其滋阴清热、养血止血之功益著。

【主治】

1. 血淋、劳淋。

2. 产后受风发搐。

【常用量】

白芍：二钱至三钱。

阿胶：三钱至四钱（不用炒）。

【张锡纯用药经验】

一妇人年三十许，因阴虚小便不利，积成水肿甚剧，大便亦旬日不通。一老医投以八正散不效，友人高夷清为出方，用生白芍六两，煎汤两大碗，再用生阿胶二两融化其中，俾病人尽量饮之，老医甚为骇疑，夷清力主服之，尽剂而二便皆通，肿亦顿消。后老医与愚睹面为述其事，且问此等药何以能治此等病？答曰："此必阴虚不能化阳，以致二便闭塞，白芍善利小便，阿胶能滑大便，二药并用又大能滋补真阴，使阴分充足以化其下焦偏盛之阳，则二便自能利也。"

白芍　　茯苓

【单味药功用】

白芍　略。

茯苓　略。

【伍用功能】

白芍利小便，兼能滋阴清热，张氏谓："其善利小便，小便利而痰饮自减乎。"茯苓健脾利水渗湿。白芍、茯苓并用，一滋阴利小便，一淡渗利小便，健脾利水、渗湿利痰作用增强。

【主治】

痰饮证。

【常用量】

白芍：二钱至三钱。

茯苓：二钱。

【张锡纯用药经验】

茯苓气味俱淡，性平，善理脾胃，因脾胃属土，土之味原淡（土味淡之理，徐灵胎曾详论之），是以《内经》谓淡气归胃，而《慎柔五书》上述《内经》之旨，亦谓味淡能养脾阴。盖其性能化胃中痰饮为水液，引之输于脾而达于肺，复下循三焦水道以归膀胱，为渗湿利痰之主药。

白茅根　　鲜藕

【单味药功用】

白茅根　为禾本科多年生草本植物白茅 *Imperata cylindrica* Beau V. Var. *major*（Nees）C. E. Hubb. 的根茎。味甘，性寒。归肺、胃、膀胱经。本品能清肺、胃、膀胱之热而凉血止血，用于血热妄行之出血证，如咯血、吐血、衄血、尿血等。又能清热利尿，用治热淋、水肿等。此外，本品还可治温热烦渴、胃热呕吐、肺热咳嗽及湿热黄疸等。

鲜藕　为睡莲科多年生水生植物莲 *Nelumbo nucifera* Gaertn. 的根茎。味甘、涩，性平。归心、肝、胃经。本品味涩，能收敛止血，又少兼化瘀作用，用于各种出血，如吐血、咯血、衄血、便血、崩漏等。

【伍用功能】

白茅根善清虚热而不伤脾胃，藕善化瘀血而兼滋新血，合用之为涵养真阴之妙品。且其形皆中空，均能利水，血亦属水，故能引泛滥逆上之血徐徐下行，安其部位也。二药相伍，皆用鲜品，凉血滋阴、止血化瘀之功效大增。

【主治】

虚劳证，痰中带血。

【常用量】

白茅根：四两（切碎鲜用）。

鲜藕：四两（切片用）。

【张锡纯用药经验】

此乃张氏二鲜饮药物组成。张氏用之治疗吐血证尤效。堂兄赞宸年五旬，得吐血证，延医治疗不效。脉象滑数，摇摇有动象，按之不实。时愚在少年，不敢轻于疏方。因拟此便方，煎汤两大碗，徐徐当茶温饮之，当日即见愈，五六日后病遂脱然。自言未饮此汤时，心若虚悬无着，既饮后，觉药力所至，若以手按心，使复其位，此其所以愈也。

按：茅根遍地皆有，春初秋末，其根甚甜，用之尤佳。至于藕以治血证，若取其化瘀血，则红莲者较优；若用以止吐衄，则白莲者胜于红莲者。

玄参　　天冬

【单味药功用】

玄参　略。

天冬　略。

【伍用功能】

玄参色黑，味甘微苦，性凉多液，清补肾经，又能入肺以清肺家燥热，解毒消火，又善滋阴，能益水以滋肝木；天冬味甘微辛，性凉，能入肺以清燥热，故善利痰宁嗽，入胃以消实热，故善生津止渴，津浓液滑之性，能通利二便，流通血脉，畅达经络，虽为滋阴之品，实兼能补益气分。二药相伍，张氏意在以清肺气，肺中清肃之气下行，自能镇制肝木。

【主治】

内中风证，肝阳上亢型。

【常用量】

玄参：五钱。

天冬：五钱。

半夏　　代赭石

【单味药功用】

半夏　略。

代赭石　略。

【伍用功能】

半夏味辛性温，凡味辛之至者，皆禀秋金收降之性，故力能下达，降胃安冲，能引肺中、胃中湿痰下行，纳气平喘，止吐衄；代赭石涩赤，性微凉，生血兼能凉血，其质重坠，善镇逆气，降痰涎、止呕吐、通燥结。张氏云："二药并用，既善理痰，又善镇气降逆也。"故二者相伍，相须为用，降逆平冲、清痰理气、止血止呕之功益显。

【主治】

1. 痰饮。

2. 吐衄。

3. 膈食。

4. 痫风、癫狂之证。

5. 恶阻。

【常用量】

半夏：二钱至二两。

代赭石：四钱至二两（轧细生用）。

【张锡纯用药经验】

或问：《本经》谓赭石能坠胎，此方（安胃饮：清半夏一两，净青黛三钱，赤石脂一两）治恶阻，而有时以赭石易石脂，独不虑其有坠胎之弊乎？答曰：恶阻之剧者，饮水一口亦吐出，其气化津液不能上达，恒至大便燥结，旬余不通。其甚者，或结于幽门（胃下口）、阑门（大小肠相接处），致上下关格不通，满腹作疼，此有关性命之证也。夫病既危急，非大力之药不能挽回。况赭石之性，原非开破，其镇坠之力，不过能下有形滞物。若胎至六七个月，服之或有妨碍，至恶阻之时，不过两三个月，胎体未成，惟是经血凝滞，赭石毫无破血之性，是以服之无妨。且呕吐者，其冲气、胃气皆上逆，借赭石镇逆之力，以折其上逆之机，气化乃适得其平，《内经》所谓“有故无殒，亦无殒也”。愚治恶阻之证，遇有上脘固结，旬日之间匀饮不能下行，无论水与药，入口须臾即吐出，群医束手诿谓不治，而愚放胆重用生赭石数两，煎汤一大碗，徐徐温饮下，吐止、结开、便通，而胎亦无伤。

半夏辛温下行，为降逆止呕之主药。坊间皆制以白矾，服之转令人呕吐。清半夏其矾虽较少，然亦必淘洗数次，始无矾味。特是既经矾煮，又经淘洗，致半夏降逆止呕之力大减。遇病之剧者，恒不能胜病，故必须以他药辅之。愚有鉴于此，恒自制半夏用之。法用生半夏数斤，冷时用温水浸之，日换水二次，热时以井泉水，日换水三四次，约浸二十余日。试嚼服半粒，觉辣味不甚猛烈，乘湿切片，晒干囊装，悬于透风之处。每用一两，煎汤两茶盅，调入净蜂蜜二两，徐徐咽之。无论呕吐如何之剧，未有不止者。盖古人用半夏，原汤泡七次即用。初未有用白矾之者也。

半夏　　竹茹

【单味药功用】

半夏　略。

竹茹　又名竹皮，为禾本科青秆竹 *Bambusa breuiflora* Munro 和淡竹 *Phyllostachys nigra*（Lodd.）Munro Var.*henonis*（Mitf.）Stapf ex RendIe 的秆的中间层，即去掉绿层后所刮下的纤维。味甘，性微寒。入肺、胃、胆经。本品味甘而淡，气寒而滑，善清痰热。痰热除，肺气清肃则咳止；痰火清，心神得安则烦安、寐安。用于痰热所致的咳嗽或心烦不眠等。又能清胃热、止呕吐，用于治疗胃热呕吐，表现为口有臭气、喜寒畏热、呕出酸苦物、舌苔黄腻（可见于急性胃炎、妊娠呕吐以及热性病过程中的反应）。此外，本品还有凉血止血作用，可用于吐血、衄血、崩漏等。

【伍用功能】

半夏味辛性温，力能下达，降胃安冲、止呕吐、治吐衄。竹茹味淡，性微凉，善开胃郁、降胃逆，治呕吐、止吐衄，且凉而能降。半夏功擅降胃安冲止吐衄，竹茹专于清热降逆止吐衄，二药参合，一热一寒，相反相成，相互制约，相互为用，降胃安冲、和胃止呕力彰。

【主治】

1.吐血、衄血。

2.伤寒温病，其人胃气上逆，心下满闷者。

【常用量】

半夏：三钱至八钱。

竹茹：三钱至六钱。

【张锡纯用药经验】

张氏谓："（半夏）惟药房因其有毒，皆用白矾水煮之，相制太过，毫无辛味，转多矾味，令人呕吐，即药房所鬻之清半夏中亦有矾，以之利湿痰犹可，若以止呕吐及吐血、衄血，殊为非宜。愚治此等证，必用微温之水淘洗数次，然后用之。然屡次淘之则力减，故须将分量加重也。"

"或问：后世本草谓血证忌用半夏，以其辛而燥也。子所拟寒降汤，治吐衄之因热者，何以方中仍用半夏，独不虑其辛燥伤血乎？答曰：血证须有甄别，若虚劳咳嗽，痰中带血，半夏诚为所忌。若大口吐血，或衄血不止，虽虚劳证，亦可暂用半夏以收一时之功，血止以后，再徐图他治。盖吐血之证，多由于胃气挟冲气上逆；衄血之证，多由于胃气、冲气上逆，并迫肺气亦上逆。《内经》厥论篇曰：'阳明厥逆，喘咳身热，善惊、衄、呕血。'煌煌圣言，万古不易。是治吐衄者，原当以降阳明之厥逆为主，而降阳明胃气之逆者，莫半夏若也。"

半夏　　芡实

【单味药功用】

半夏　略。

芡实　略。

【伍用功能】

半夏味辛性温，力能下达，降胃安冲，能引肺中、胃中湿痰下行；芡实味甘涩性平，益肾健脾、收敛冲气。二药相伍，降胃敛肾、健脾化痰效著。

【主治】

1. 脾胃真气外泄，冲脉逆气上干之证。

2. 痰饮。痰涎郁塞胸隔，满闷短气；或渍于肺中为喘促咳逆；停于心下为惊悸不寐；滞于胃口为胀满哕呃；溢于经络为肢体麻木或偏枯；留于关节、着于筋骨为俯仰不利、牵引作痛；随逆气肝火上升为眩晕不能站立。

【常用量】

半夏：二钱至四钱。

芡实：五钱至一两（生用）。

【张锡纯用药经验】

张锡纯谓："世医治痰，习用宋《局方》二陈汤，谓为治痰之总剂。不知二陈汤能治痰之标，不能治痰之本，何者？痰之标在胃，痰之本原在肾。肾主闭藏，以膀胱为腑者也。"

"其闭藏之力，有时不固，必注其气于膀胱。膀胱膨胀，不能空虚若谷，即不能吸引胃中水饮，速于下行而为小便，此痰之所由来也。又肾之上为血海，奇经之冲脉也。其脉上隶阳明，下连少阴。为其下连少阴也，故肾中气化不摄，则冲气易于上干。为其上隶阳明也，冲气上干，胃气亦多上逆，不能息息下行以运化水饮，此又痰之所由来也。此方（理痰汤）以半夏为君，以降冲胃之逆。即重用芡实，以收敛冲气，更以收敛肾气，而厚其闭藏之力。肾之气化治，膀胱与冲之气化自无不治，痰之本源清矣。"

半夏　　茯苓

【单味药功用】

半夏　略。

茯苓　略。

【伍用功能】

半夏能引肺中、胃中湿痰下行；茯苓善理脾胃，渗湿利痰。半夏性温，降逆利湿化痰；茯苓性平，健脾渗湿利痰。二药伍用，降逆利湿化痰作用增强。

【主治】

1.心下停有痰饮，致惊悸不眠。

2.痰饮诸证。

【常用量】

半夏：二钱至四钱。

茯苓：二钱至三钱。

半夏　　秫米

【单味药功用】

半夏　略。

秫米　为禾本科一年生草本植物粟的干燥种子。味甘，性微寒。入肺、大肠经。能和胃安眠，治脾胃虚弱，或胃失安和，以致夜寐不安，即所谓"胃不和则寐不安"之证。

【伍用功能】

半夏燥湿化痰、和胃降逆；秫米和胃安眠。半夏通阴阳和表里，使阳入阴而令安眠；秫米和脾胃，制半夏之辛烈，以使安睡。二者参合，阴阳通，脾胃和，其人即可入睡。故《内经》谓"饮药后，复杯即瞑"，言其效之神速也。

【主治】

失眠（神经衰弱），证属脾胃虚弱，或胃失安和引起的夜寐不安者。

【常用量】

半夏：二钱至三钱。

秫米：三钱至五钱。

【张锡纯用药经验】

半夏、秫米伍用，出自《内经》秫米半夏汤。治胃不和，夜不得眠之证。明·张景岳谓："治久病不寐者神效。"

二者伍用之理，张锡纯云："观此方之义，其用半夏，并非为其理痰，诚以半夏生当夏半，乃阴阳交换之时，实为由阳入阴之候，故能通阴阳和表里，使心中之阳渐渐潜藏于阴，而入睡乡也。秫米即芦稷之米（俗名高粱），取其汁浆稠润甘缓，以调和半夏之辛烈也。"

何谓秫米，其说不一。《简明中医辞典》说："秫米出《名医别录》。别名小米、糯米。"张锡纯谓："秫米即芦稷之米（俗名高粱）。"

张氏谓："又《内经》治目不得瞑，有半夏秫米汤原甚效验，诚以胃居中焦，胃中之气化若能息息下行，上焦之气化皆可因之下行。半夏善于降胃，秫米善于和胃，半夏与秫米并用，俾胃气调和顺适，不失下行之常，是以能令人瞑目安睡。"

门生高如壁治天津河北玄纬路刘姓，年四十二，四月未尝少睡，服药无效，问治法于愚，告以半夏秫米汤方。如壁因其心下发闷，遂变通经方，先用鲜莱菔四两切丝，煎汤两大杯，再用其汤煎清半夏四钱服之。时当晚八点钟，其人当夜即能安睡，连服数剂，心下之满闷亦愈。

半夏秫米汤现代临床应用经验：

1. 失眠

半夏秫米汤，取半夏能通阴阳，秫米能和脾胃，阴阳通，脾胃和，其人即安睡。在临床用此方加减治疗失眠常获良效。但其失眠必须属胆热犯胃，胃失和降型，如可见胃脘满闷、口苦、纳差等症状，且服用黄连温胆汤效不佳的失眠顽症，确实疗效甚佳，一般半夏40～80g，秫米50～100g，或再配合温胆汤即可。

2. 带状疱疹

用半夏秫米汤治疗胆热型带状疱疹，不管有无疱疹，神经疼痛明显者，效果甚佳。治疗一70岁老年妇女，左腋下皮肤疼痛1个月，夜间更甚，西医诊断为神经疼痛，考虑为带状疱疹所致，虽然皮肤无明显丘疹水疱，但疼痛明显，服用疏肝活血或清肝胆湿热等中药，效果不甚明显，仔细询问患者，伴有口苦、脉数、眠差、舌苔厚腻等症，所以大胆使用半夏秫米汤。半夏100g，秫米50g，夏枯草10g，煎浓汤隔2小时连服两次后疼痛明显缓解，再连服3剂，症状基本消失。

所以，半夏秫米汤不仅用于治疗失眠，只要是胆热型的病症均可采用。

半夏　　黑芝麻　　柏子仁

【单味药功用】

半夏　略。

黑芝麻　又名黑脂麻、胡麻仁、巨胜子，为胡麻科一年生草本植物芝麻 *Sesamum indicum* L. 的成熟种子。味甘，性平。归肝、肾、大肠经。本品既能补肝肾、益精血，可用于肝肾精血不足的头晕眼花、须发早白等。又能养血润肠通便，用于血虚津亏的肠燥便秘。

柏子仁　为柏科常绿乔木植物侧柏 *Platyclatus orientalis*（L.）Franco 的种仁。味甘，性平。归心、肾、大肠经。本品甘润，有养心安神之效，多用于阴血不足，心神失养或心阴虚及心肾不交之心悸怔忡、虚烦不眠。其润肠通便之功，还可治疗肠燥便秘。

【伍用功能】

半夏辛温而燥，禀金秋收降之性，故力能下达，为降胃安冲之主药，既能止呕吐，又能引肺中、胃中湿痰下行，纳气平喘；芝麻、柏仁，质润多脂，补肾益阴，以润半夏之燥。三者参合，一燥二润，相互制约，相互促进，降胃补肾，肾之气化治，膀胱与冲之气化自无不治，痰之本源清矣。

【主治】

痰饮，痰涎郁塞胸膈，满闷短气等症；或因思虑生痰生热，神志不宁。

【常用量】

半夏：四钱。

黑芝麻：三钱（炒捣）。

柏子仁：二钱至三钱（炒捣）。

台党参　　代赭石

【单味药功用】

台党参　略。

代赭石　略。

【伍用功能】

台党参补助气分，益气生津。代赭石压力最胜，能镇胃气、冲气上逆，开胸膈、坠痰涎、止呕吐、通燥结，用之得当，诚有捷效。前者补气生津固脱功大，后者降逆安冲凉血效良。参赭伍用，一温一凉，一升一降，升补相使，相反相成，补气降逆固脱，凉血安冲、催生之功益彰。

【主治】

1.虚劳喘嗽。

2.脾胃真气外泄，冲脉逆气上干之证。

3.阴阳两虚，喘逆迫促，有将脱之势，亦治肾虚不摄，冲气上干。

4.膈食。

5.吐血气虚，血脱而气亦将脱。

6.吐衄证，其人下元虚损，中气衰惫，冲气、胃气因虚上逆。

7.类中风。

8.难产。

9.霍乱吐泻已极，阴阳将离。

【常用量】

台党参：四钱至六钱。

代赭石：四钱至八钱。

【张锡纯用药经验】

台党参，张氏谓："且虑其升补之性，与咳嗽上逆者不宜，故又佐以代赭石之压力最胜者，可使人参（台党参）补益之力下行直至涌泉，而上焦之逆气浮火，皆随之顺流而下；更可使下焦真元之气，得人参（台党参）之峻，自能吸引上焦之逆气浮火下行也。"

虚者可与人参（台党参）同用。且赭石所以能镇逆气，能下有形瘀滞者，以其饶有重坠之力，于气分实分毫无损。况气虚者又佐以人参（台党参），尤为万全之策也。参赭并用，一温一凉、一升一降，不但能纳气归元也，设如逆气上干，填塞胸臆，或兼呕吐，其证之上盛下虚者，皆可参赭并用以治之。人参（台党参）借代赭石下行之力，挽回将脱之元气，以镇安奠定之，亦旋覆代赭石汤之义也。代赭石佐人参以挽回其绝阳之路。张氏认为，代赭石虽重坠下行，而不伤气血，且参之微温以济代赭石之微凉，温凉调和愈觉稳妥也。人参虽能补气血，而性皆微兼升浮，得代赭石之重坠，则力能下行，自能与代赭石相助为理，以成催生开交骨之功也。重用人参以回阳，用代赭石者，不但取其能止呕吐，所服之药不致吐出，诚以吐泻已久，阴阳将离，代赭石色赤入心，能协同人参，助心气下降。

张锡纯初制醴泉饮方时，原无代赭石，有丹参三钱，以运化人参（台党参）之补力。后治一年少妇人，信水数月不行，时作寒热，干嗽连连，且兼喘逆，胸膈满闷，不思饮食，脉数几至七至。治以有丹参原方不效，遂以代赭石易丹参，一剂咳与喘皆愈强半，胸次开通，即能饮食，又服数剂脉亦和缓，共服二十剂，诸病皆愈。以后凡治妇女月闭血枯，浸至虚劳，或兼咳嗽满闷者，皆先投以此汤，俾其饮食加多，身体强壮，经水自通。

友人毛仙阁曾治一妇人，胸次郁结，饮食至胃不能下行，时作呕吐。仙阁用代赭石细末六钱，浓煎人参汤送下，须臾腹中如爆竹之声，胸次胃中俱觉通豁，至此饮食如常。

友人毛仙阁曾治一少年吐血证，其人向经医者治愈，旋又反复。仙阁诊其脉弦而有力，知其为冲胃之气上逆也。遂于治吐血方中，重用半夏、代赭石以降逆，白芍、牡蛎（不煅）以敛冲泄热，又加人参以补其中气，使中气健旺以斡旋诸药成功。有从前为治愈之医者在座，颇疑半夏不可用，仙阁力主服之。一剂血止，再剂脉亦和平，医者讶为异事。仙阁晓知："此证乃下元虚损，冲气因虚上逆，并迫胃气亦上逆，脉似有力而非真有力，李士材《四字脉决》所谓'直上直下，冲脉昭昭'者，即此谓也，若误认此脉为实热，而恣用苦寒之药凉其血分，血分因凉而凝，亦可止而不吐，而异日瘀血为恙，竟成劳瘵者多矣。今方中用代赭石、半夏以镇冲气，使之安其故宅，而即用白芍、牡蛎以敛而固之，使之永不上逆。夫血为气之配，气为血之主，气安而血自安矣，此所以不治吐血，而吐血自止也。况又有人参之大力者，以参赞诸药，使诸药之降者、敛者，皆得有所凭借以成功乎。"医者闻之，肃然佩服，以为闻所未闻云。

台党参　　麦冬

【单味药功用】

台党参　略。

麦冬　略。

【伍用功能】

台党参益气、生津、养血；麦冬味甘，性凉，气微香，津液浓厚，色兼黄白，能入胃以养胃液，开胃进食，更能入脾以助脾散精于肺，定喘宁嗽，即引肺气清肃下行，通调水道以归膀胱，盖因其性凉液浓气香，而升降濡润之中兼具开通之力。参麦相伍，一补肺，一润肺，一益气，一生津。可奏补气宣阳、养阴生津、滋液润燥之功。

【主治】

1. 阴分亏损，肺虚咳嗽劳喘。

2. 阳分虚损，气弱不能宣通，致小便不利。

【常用量】

台党参：三钱至四钱。

麦冬：四钱至六钱。

【张锡纯用药经验】

台党参为补肺之主药，而有肺热还伤肺之虞，有麦冬以佐之，则转能退热。台党参益气宣阳，麦门冬以济参之热。

台党参　　威灵仙

【单味药功用】

台党参　略。

威灵仙　为毛茛科攀援性灌木植物威灵仙 *Clematis chinensis* Osbeck、棉团铁线莲 *C. hexape-tala* pall. 或东北铁线莲 *C.manshurica* Rupr. 的根及根茎。味辛、咸，性温。归膀胱经。本品辛散温通，性猛善走，通行十二经脉，既能祛风湿，又能通经止痹痛，凡风湿痹痛，麻木不仁，无论上下皆可用，为治风湿痹痛要药。其味咸，有软坚消骨鲠作用，可用于诸骨梗咽。

现代药理研究表明，威灵仙含白头翁素和白头翁醇、皂苷等。本品具有镇痛、抗利尿作用。醋浸液对鱼骨刺有一定软化作用，并使局部肌肉松弛，促进骨刺脱落。其煎剂有明显的抗菌作用，对革兰阳性及阴性菌、霉菌有较强抑制作用。

【伍用功能】

台党参益气宣阳；威灵仙性走窜，以行参之滞，借其流通之性导滞畅壅，纠正补药滞之偏性，张氏借其温窜之力，化三焦之凝滞，以达膀胱，即化膀胱之凝滞，以达尿管也。二药并用，补中有散，其补气宣阳、利尿通闭之功益著。

【主治】

1. 阳分虚损，气弱不能宣通，致小便不利。

2. 水肿小便不利。

3. 下焦受寒，小便不通。

【常用量】

台党参：三钱至四钱。

威灵仙：一钱五分至三钱。

六 画

地榆　　鸦胆子

【单味药功用】

地榆　为蔷薇科多年生草本植物地榆 *Sanguisorba officinalis* L. 或长叶地榆 *S. officinalis* L. var. *longifolia*（Bert）. Yü et Li 的根。味苦、酸，性微寒，归肝、胃、大肠经。本品凉血泄热、收敛止血之功，用治各种热性出血证，如吐血、咯血、衄血、便血、崩漏及血痢等。其解毒敛疮之效，可用于烫伤、湿疹及疮疡痈肿等。

鸦胆子　略。

【伍用功能】

地榆性寒味苦，凉血止血、解毒敛疮；鸦胆子，张氏云："味极苦，性凉，为凉血解毒之要药。善治热痢赤痢，二便因热下血，最能清血中之热及肠中之热，防腐生肌，诚有奇效。"二药相伍，性寒清热，味苦坚阴，清热凉血、解毒止痢功大。

【主治】

1. 热痢，赤痢。

2. 二便因热下血。

【常用量】

地榆：三钱（生用）。

鸦胆子：六十粒（去皮，拣成实者），白糖水送服一半，再将余煎汤服。其相去之时间，宜至点半钟。所余一半，至煎汤药渣时，仍如此服法。

【张锡纯用药经验】

张锡纯对于鸦胆子治疗痢疾及其服用剂量、方法、注意事项等也深有体会："愚生平用此药治愈至险之赤痢不胜记，用时去皮，每服二十五粒，极多至五十粒，白糖水送下。此物囫囵吞服，去皮时仁有破者，去之勿服，服之恐作呕吐。"

朴硝　　甘遂

【单味药功用】

朴硝　略。

甘遂　略。

【伍用功能】

朴硝虽能软坚，然遇大便燥结过甚，肠中毫无水分者，其软坚之力将无所施。甘遂辛窜之性，最善行水，能引胃中之水直达燥结之处，而后朴硝因水气流通，乃得大施其软坚之力，燥结虽久，亦可变为溏粪，顺流而下也，张氏认为："朴硝其性善消，又能开结，以治心热有痰者最宜；甘遂引痰之力百倍于他药。"故二药相伍，相互为用，相互促进，攻结通便、清热逐痰之功益著。

【主治】

1. 宿食结于肠间不能下行，大便多日不通。

2. 癫狂失心，脉滑实者，顽痰凝结之甚者，非其证大实不轻投。

【常用量】

朴硝：五钱至六钱。

甘遂：钱半至二钱。

【张锡纯用药经验】

张氏谓："凡用甘遂，宜为末，水送服，或用其末，调药汤中服。若入汤剂煎服，必然吐出。又凡药中有甘遂，不可连日服之，必隔两三日方可再服，不然亦多吐出。又其性与甘草相反，用者须切记。"

又谓："甘遂性猛烈走窜，后世本草，称其以攻决为用，为下水之圣药。痰亦水也，故其行痰之力，亦百倍于他药。"

朴硝　　莱菔

【单味药功用】

朴硝　略。

莱菔　又叫萝卜，为十字花科一年生或两年生草本植物莱菔 *Raphanus satiuus* L. 的新鲜根。味辛甘，性凉。入肺、胃经。能消积滞、化痰热、下气宽中、解毒，治食积胀满、痰嗽失音、吐血、衄血、消渴、痢疾、偏正头痛。

【伍用功能】

张氏谓："软坚散结，朴硝之所长也。然其味咸性寒，若与燥结甚实者，少用之则无效，多用之则咸寒太过，损肺伤肾。其人或素有劳疾或下元虚寒者，尤非所宜也。惟与莱菔同煎数次，则朴硝之咸味，尽被莱菔提出，莱菔之汁浆，尽与朴硝融化。夫莱菔味甘，性微温，煨熟食之，善治劳嗽短气，其性能补益可知。取其汁与朴硝同用，其甘温也，可化朴硝之咸寒，其补益也，可缓朴硝之攻破。"硝菔同用，相辅相成，相互促进，通下燥结作用增强。

【主治】

大便燥结久不通，身体兼羸弱者。

【常用量】

朴硝：四钱（用净者）。

莱菔：五斤（用鲜者）。

【张锡纯用药经验】

上二味乃张氏硝菔通结汤药物组成。其煎服方法，张氏曾详言之："将莱菔切片，同朴硝和水煮之。初次煮，用莱菔片一斤，水五斤，煮至莱菔烂熟捞出。就其余汤，再入莱菔一斤。如此煮五次，约得浓汁一大碗，顿服之。若不能顿服者，先饮一半，停一点钟，再温饮一半，大便即通。若脉虚甚，不任通下者，加人参数钱，另炖同服。"

一媪，年近七旬，伤寒。初得无汗，原是麻黄汤证，因误服桂枝汤，遂成白虎汤证，上焦烦热太甚，闻药气即呕吐，但饮所煎石膏清水可吐。俾用鲜梨片蘸生石膏细末嚼咽之。药用石膏两半，阳明之大热遂消，而大便旬日未通，其下焦余热仍无出路，欲用硝黄降之，闻药气仍然呕吐。且其人素患劳嗽，身体羸弱，过用咸寒，尤其所忌。为制此方（硝菔通结汤），煎汁一大碗，仍然有朴硝余味，复用莱菔一个，切成细丝，同葱添油醋，和药汁调作羹。病人食之香美，并不知是药，大便得通而愈。

一少年女子，得疯疾癫狂甚剧，屡次用药皆未能灌下。后为设方，单用朴硝当盐，加于菜蔬中服之，病人不知，月余全愈，因将其方载于《医学衷中参西录》。后法库门生万泽东治一少女疯狂，强灌以药，竟将药碗咬破，仍未灌下。泽东素阅《医学衷中参西录》，知此方，遂用朴硝和鲜莱菔作汤，令病人食之，数日全愈。

奉天清丈局科员刘敷陈，年四十余，得结证，饮食行至下脘，复转而吐出，无论服何药亦自如兹，且其处时时切疼，上下不通者已旬日矣。俾用朴硝六两，与鲜莱菔片同煮，至莱菔烂熟捞出，又添生片再煮，换至六七次，约用莱菔七八斤，将朴硝咸味借莱菔提之将尽，余浓汁四茶杯，每次温饮一杯，两点钟一次，饮至三次其结已开，大便通下。其女公子时患痢疾，俾饮其余，痢疾亦愈。

朴硝　硝石

【单味药功用】

朴硝　略。

硝石　又叫火硝、焰硝，为矿物硝石经加工炼制而成的结晶。味苦咸，性温，有毒。入心脾两经。功能破坚消积、利尿泻下、解毒消肿，用于治疗痧胀、心腹疼痛、吐泻、黄疸、淋病、便秘、目赤、喉痹、疔毒、痈肿。

【伍用功能】

张氏云："朴硝，《本经》谓其能化七十二种石。硝石，《本经》不载，而《别录》载之，亦谓其能化七十二种石。想此二物性味相近，古原不分，即包括于朴硝条中。至陶隐居始别之，而其化石之能则同也。"且朴硝降下之力多，硝石消融之力强，二者伍用，软坚化石。

【主治】

砂淋，亦名石淋。

【常用量】

朴硝：五钱（轧细炼蜜为丸）。

硝石：五钱（轧细炼蜜为丸）。

当归　　丹参

【单味药功用】

当归　略。

丹参　为唇形科多年生草本植物丹参 *Saluia miltiorrhiza* Bge. 的根及根茎。味苦，性微寒。归心、肝经。本品功能活血调经，用于妇女月经不调、痛经、经闭、产后瘀滞腹痛。其活血化瘀作用，可用于血瘀之心胸、脘腹疼痛及癥瘕积聚、风湿痹痛等。其凉血消痈功能，可用治疮疡痈肿。凉血安神之功，还可用于热病烦躁神昏及杂病心悸失眠等。

现代药理研究表明，丹参内含丹参酮甲、乙、丙，隐丹参酮及两种酚性结晶体（丹参酚甲、丹参酚乙），还含维生素 E 等。通过动物实验表明，它能扩张冠状动脉，增加血流量，并能降低血糖、血压，又有镇静作用。

【伍用功能】

当归补血、活血、宣通气分、化瘀生新；丹参活血化瘀、凉血消痈、消癥除瘕，《妇人明理论》有"一味丹参散，功同四物汤"之说。二药配伍，相须为用，善入血分，活血祛瘀之功益彰。

【主治】

气血凝滞，痃癖癥瘕，心腹疼痛，腿疼臂疼，内外疮疡，一切脏腑积聚，经络湮瘀。

【常用量】

当归：三钱至五钱。

丹参：三钱至五钱。

【张锡纯用药经验】

一人，年三十许。当脐忽结癥瘕，自下渐长而上，其初长时稍软，数日后即硬如石，旬日长至心口。向愚询方，自言凌晨冒寒，得于途间，时心中有惊恐忧虑，遂觉其气结而不散。按此病因甚奇，然不外气血凝滞。为制此方（活络效灵丹：当归五钱，丹参五钱，生明乳香五钱，生明没药五钱），于流通气血之中，大具融化气血之力，连服十剂全消。以后用此方治内外疮疡、心腹四肢疼痛，凡病之由于气血凝滞者，恒多奇效。

一妇人，年五十许。脑后发一对口疮。询方于愚，时初拟出活络效灵丹方，即书而予之，连服十剂全愈。

张锡纯谓："活络效灵丹，治心腹疼痛异常，服药不效，势近垂危。其家人夜走五六里，叩门求方。适愚外出，长子荫潮为开活络效灵丹方授之，亦一剂而愈。自拟得此方以来，数年之间，治愈心腹疼痛者，不可胜计矣。"

当归　　代赭石

【单味药功用】

当归　略。

代赭石　略。

【伍用功能】

当归补血生血，液浓滑润；代赭石性至和平，虽重坠下行，而不伤气血。张氏将二药相伍，以当归之微温，以济赭石之微凉，温凉调和愈觉稳妥也。当归微兼升浮，得赭石之重坠，则力能下行，自能与代赭石相助为理，以成催生开交骨之功也。至于当归之滑润，原为利产良药，与代赭石同用，其滑润之力亦愈增也。

【主治】

产难，不可早服，必胎衣破后，小儿头至产门者，然后服之。

【常用量】

当归：一两。

代赭石：二两（轧细生用）。

【张锡纯用药经验】

当归、赭石并伍运用经验，张氏曾有记载："族侄妇，临盆两日不产。用一切催生药，胎气转觉上逆。为制此汤（大顺汤：野党参一两，当归一两，生代赭石轧细二两），一剂即产下。"

"一妇人，临产交骨不开，困顿三日，势甚危急，亦投以此汤，一剂而产。自拟得此方以来，救人多矣。放胆用之，皆可随手奏效。"

朱砂　　冰片

【单味功能】

朱砂　又称辰砂、丹砂，为三方晶系硫化物类矿物辰砂族辰砂，主含硫化汞（HgS）。本品甘寒质重，专入心经，寒能清热，重能镇怯，既能重镇安神，又能清心安神，用于心神不宁、心悸、失眠、惊风、癫痫。其清热解毒作用，可用于疮疡肿毒、咽喉肿痛、口舌生疮。内服、外用均效。

冰片 又称龙脑冰片、梅片，为龙脑香科常绿乔木龙脑香 *Dryobalanops aromatica* Gaertn.f. 树脂的加工品，或龙脑香的树干经蒸馏冷却而得的结晶。现多用松节油、樟脑等，经化学方法合成。味辛、苦，性微寒。归心、脾、肺经。其开窍醒神作用，用于闭证神昏。清热止痛、防腐生肌作用，可用于目赤肿痛、喉痹口疮、疮疡肿痛、溃后不敛。

此外，本品用治冠心病心绞痛及齿痛，有一定疗效。

【伍用功能】

朱砂色赤入心，能解心中窜入之毒，且又重坠，善止呕吐，俾服药后不至吐出；冰片辛散苦泄，芳香走窜之力易于上升至脑，以清脑之毒也。二药伍用，解毒救急、醒神开窍。

【主治】

霍乱吐泻转筋，诸般痧证暴病，头目眩晕，咽喉肿疼，急性淋证。

【常用量】

朱砂：一钱半至三两（研细末），或制为丸，开水送服。

冰片：三分至二钱（研细末）开水送服。

【张锡纯用药经验】

朱砂内服不宜过量，也不可持续服用，免致汞中毒。肝肾功能不正常者，慎用朱砂，以免加重病情。

二者系张氏急救回生丹（朱砂一钱五分，冰片二分，薄荷冰二分，粉甘草细末一钱）、卫生防疫宝丹（粉甘草细末十两，细辛细末两半，香白芷细末一两，薄荷冰细末四钱，冰片细末二钱，朱砂细末三两）中的药物。急救回生丹防治霍乱的经验，张氏曾有记载："己未秋，奉天霍乱盛行，时愚在奉天立达医院，拟得此方，用之甚效。适值警务处长莲波王君，任防疫总办，问愚有何良方救此危险之证，因语以此方。王君言，若药坊间配制恐不如法，即烦院中为制三十剂，分于四路防疫所。若果效时，后再多制。愚遂亲自监视，精制三十剂付之。翌日来信言，药甚效验，又俾制五十剂，又翌日来信言，此药效验异常，又俾制一百二十剂。愚方喜此药可以广传救人疾苦，孰意翌日自京都购得周氏回生丹到，此药即停止矣。因思自古治霍乱无必效之方，此方既如此效验，若不自我传遍寰区，恐难告无罪于同胞。遂将霍乱之病由与治法及用法之意，详书一纸，登诸报章。又将登报之文，寄于直隶故城县知事友人袁霖普，而袁君果能用方救人若干，推行遍于直隶，山东诸州县。

卫生防疫宝丹先将前五味和匀，用水为丸如桐子大，晾干（不宜日晒），再用朱砂为衣，勿令余剩。装以布袋，杂以硫珠，来往撞荡，务令光滑坚实。如此日久，可不走气味。若治霍乱证，宜服八十丸，开水送服。余证宜服四五十丸。服后均宜温覆取微汗。若平素含化以防疫疠，自一丸至四五丸皆可。此药又善治头疼、牙疼（含化）、心下、胁下及周身关节经络作疼，气郁、痰郁、食郁、呃逆、呕哕。醒脑养神，在上能清，在下能温，种种利益，不能悉数。

朱砂　　童便

【单味药功用】

朱砂　略。

童便　又名人尿，一般以十岁以下健康儿童的小便，去头尾，用中间一段为佳。味咸性凉，入肺、肝、肾经。功能滋阴降火、止血消瘀。用治阴虚发热，劳伤咯血、吐血、衄血，产后血瘀，血晕，跌打损伤，血瘀作痛。

【伍用功能】

霍乱至危之候，张氏用朱砂且又送以童便者，又以此时百脉闭塞，系心脏为毒气所伤，将息其鼓动之机，故用朱砂直入心以解毒，又引以童便使毒气从尿道泻出，而童便之性又能启发肾中之阳上达，以应心脏也。二药并书，解毒、交心肾和阴阳。

【主治】

霍乱至危之候。

【常用量】

朱砂：五分（研细）。

童便：半盅（炖热），送下朱砂。

【张锡纯用药经验】

壬寅秋月，霍乱流行。友人毛仙阁之侄，受此证至垂危，衣冠既华，舁之床上。仙阁见其仍有微息，遂研朱砂钱许，和童便灌之，其病由此竟愈。又一女子受此病至垂危，医者辞不知，时愚充教员于其处，求为诊治，亦用药无效。适有摇铃卖药者，言能治此证，亦单重用朱砂钱许，治之而愈。愚从此知朱砂善化霍乱之毒菌。

朱砂　　蜈蚣

【单味药功用】

朱砂　略。

蜈蚣　为蜈蚣科动物少棘巨蜈蚣 *Scolopendra subspinipes mutilans* L. Koch. 的干燥体。味辛性温有毒，归肝经。本品辛温，性善走窜，有较强的息风止痉及通风搜络作用，用于痉挛抽搐。本品以毒攻毒，味辛散结，用于疮疡肿毒、瘰疬结核。其通络止痛作用，可用于风湿顽痹；搜络通风作用，还可用于顽固性头痛。

【伍用功能】

朱砂性凉质重，镇惊息风，能清心热；蜈蚣走窜力速，尤善搜风，内治肝风萌动，癫痫眩晕，抽掣瘛疭，小儿脐风。二药伍用，一石一虫，入心肝经，镇惊息风止痉之功甚佳。

【主治】

初生小儿绵风，其状逐日抽掣，绵绵不已，亦不甚剧。

【常用量】

朱砂：一钱。

蜈蚣：一条（全、大者）。

【张锡纯用药经验】

一小儿，生数日即抽绵风，一日数次，两月不愈。为疏方用乳香、没药各三钱，朱砂、全蝎各一钱，全蜈蚣大者两条，共为细末，每小儿哺乳时，用药分许，置其口中，乳汁送下，一日约服五六次，数日全愈。

竹茹　　生地黄

【单味药功用】

竹茹　略。

生地黄　略。

【伍用功能】

竹茹凉而能降，降胃逆，止吐衄，清肺利痰，宣通化瘀；生地黄泻火滋阴、清热凉血。二药伍用，张锡纯谓："盖生地凉血之力，虽能止血，然恐止后血瘀经络致生他病，辅以竹茹宣通消瘀，且其性亦能凉血止血，是以有益而无弊也。"

【主治】

血热妄行之出血。

【常用量】

竹茹：六钱。

生地黄：一两半。

【张锡纯用药经验】

族家婶母，年四旬，足大指隐白穴处，忽然破裂出血，且色紫甚多，外科家以为疔毒，屡次服药不效。时愚甫习医，诊其脉洪滑有力，知系血热妄行，遂用生地黄两半，碎竹茹六钱，煎汤服之，一剂血止，又服数剂，脉亦平和。

全蝎　　蜈蚣

【单味药功用】

全蝎　又叫全虫，为钳蝎科动物东亚钳蝎 *Buthus martensii* Karsch 的干燥体。味辛，性平，有毒。归肝经。本品主入肝经，既平息肝风，又搜风通络，兼具息风止痉及搜风止痉之效，有良好的止痉作用，用于痉挛抽搐。其攻毒散结之功，可用于疮疡肿毒、瘰疬结核。通络止痛之功，可用于风湿顽痹、顽固性偏正头痛。

蜈蚣　略。

【伍用功能】

全蝎平肝息风止痉、通络止痛、解毒散结；蜈蚣走窜力速，最善搜风，贯串经络脏腑无所不至，息肝风、解痉挛、止抽搐。二者均入肝经，为息风解痉圣品，相须为用，其力相得益彰，息风止痉作用倍增。

【主治】

1. 中风抽掣及破伤后受风抽掣者。

2. 初生小儿绵风，其状逐日抽掣，绵绵不已，亦不甚剧。

【常用量】

全蝎：一钱至二钱（或研末冲服）。

蜈蚣：一条至二条（全而大者或研末冲服）。

【张锡纯用药经验】

一媪年六旬，其腿为狗咬破受风，周身抽掣，延一老医调治，服药十余日，抽掣愈甚。所用之药，每剂中皆有全蝎数钱，佐以祛风活血助气之药，大致顺适，而未用蜈蚣。因为疏方生黄芪六钱，当归四钱，羌活、独活、全蝎各二钱，全蜈蚣大者二条，煎服一剂抽掣即止，又服一剂永不反复。

冰片　　薄荷油

【单味药功用】

冰片　略。

薄荷油　也叫薄荷冰，为唇形科植物薄荷 *Mentha haplocalyx* Briq. 或家薄荷 *M. haplocalyx*. Briq. var. *piperascens*（Malin-vaud）C. Y.Wu et H.W.Li 的鲜茎叶蒸馏而得的芳香油。味辛，性凉，无毒。功能疏风、清热。用治外感风热，头痛目赤、咽痛、齿痛、皮肤风痒。

【伍用功能】

冰片开窍醒神、清热止痛，而其力又易上升至脑，以清脑中之毒也；薄荷油，张氏谓："辛烈香窜，无窍不通，周身之毒皆能扫除。矧与冰片，又同具发表之性，服之能作汗解，使内蕴之邪由汗透出，且与冰片皆性热用凉，无论症之因凉因热，投之咸宜也。"故二药合用，辛香走窜，解毒救急，醒脑开窍之功甚著。

【主治】

霍乱、诸般痧证暴病、头目眩晕等症。

【常用量】

冰片：三分至二钱（研细末），开水送服。

薄荷油：二分至四分（研细末），开水送服。

【张锡纯用药经验】

冰片，张氏云："真好冰片，出于杉树及加尔普斯科树，其次者，系樟脑炼成。此方（急救回生丹、卫生防疫宝丹）中冰片，宜用樟脑炼成者。因樟脑之性，原善振兴心脏，通活周身血脉，尤善消除毒菌。特其味稍劣，炼之为冰片，味较清馥。且经炼，而其力又易上升至脑，以清脑中之毒也。"

又张氏将粉甘草（细末）一两，细辛（细末）两半，香白芷（细末）一两，薄荷冰（细末）四钱，冰片（细末）二钱，朱砂（细末）三两伍用，名卫生防疫宝丹。

卫生防疫宝丹若临证急用，不暇为丸，可制为散，每服一钱，效更速。

附记：奉天抚顺县瓢尔屯，煤矿经理尚席珍君来函，论卫生防疫宝丹之效果。

寿甫仁兄伟签：向在院中带来卫生防疫宝丹二百包，原备矿上工人之用，后值霍乱发生，有工人病者按原数服药四十丸，病愈强半，又急续服四十丸，遂脱然全愈。后有病者数人，皆服药八十丸。中有至剧者一人，一次服药一百二十丸，均完全治愈。近处有此证者，争来购求此药，亦服之皆愈。一方呼为神丹，二百包倏忽告尽。乞于邮便再为寄数百包来，以救生命，是所切盼。

附记：直隶故城县知事袁霖普君来函，论卫生防疫宝丹之效果。

寿甫仁兄道鉴：前接卫生防疫宝丹方，弟照方配制，不料时疫盛行，各县染此病者，伤人甚伙，弟除传布各县各乡之外，前后已配药六大料，救活病人已及千矣。刻又陈清省长、警务处长，登之《北洋公报》，使各县皆得知之。人之欲善，谁不如我，倘各县均肯舍药，则救人无算矣。弟虽费钱不少，然私心窃慰，愈征我兄为救世之人，非偶然也。翘首北望，不胜欣颂，兼为群黎致谢焉。

羊肝　　猪胆汁

【单味药功用】

羊肝　为牛科动物山羊 *Capra hircus* L. 或绵羊 *Ouisaries* L. 的肝。味甘苦，性凉，入肝经。功能益血、补肝、明目。用于治疗血虚萎黄羸瘦，肝虚目暗昏花、雀目、青盲、障翳。

猪胆汁　为猪科动物猪 *Sus scrofa domestica* Brisson 的胆汁。味苦性寒，入肝、胆、肺、大肠经。有清热、润燥、解毒作用。治疗热病里热燥渴、便秘、黄疸、百日咳、哮喘、泄泻、痢疾、目赤、喉痹、聤耳、痈肿疔疮。

【伍用功能】

羊肝补肝明目，猪胆汁清热解毒。二药相伍，一补一清，补肝清热明目，此亦张氏脏器疗法的代表方剂之一。

【主治】

目瞳散大昏耗，或觉视物乏力，因有热而益甚者。

【常用量】

羊肝一具，切片晒干，冬用可用慢火焙干，上一味轧细，用猪胆汁和为丸，桐子大，朱砂为衣，每服二钱，开水送下。

【张锡纯用药经验】

此即张氏羊肝猪胆丸。锡纯云："此方若用熊胆丸更佳，而内地鲜熊胆不易得，至干者又难辨其真伪，不如径用猪胆汁为稳妥也。"

防风　　蜈蚣

【单味药功用】

防风　为伞形科多年生草本植物防风 *Saposhnikouia diuaricata* (Turez.) Schischk. 的根。味辛、甘，性微温。归膀胱、肝、脾经。本品辛温发散，气味俱升，以辛为用，功善疗风，既散肌表风邪，又除经络留湿，止痛功良，用于感冒头痛、风疹瘙痒。其胜湿止痛之功，可用于风湿痹痛。祛风止痉之功，可用于破伤风证。本品炒用，又能止泻，还可用于肝郁侮脾，腹痛泄泻。

蜈蚣　略。

【伍用功能】

防风祛风止痉；蜈蚣最善搜风，贯串经络脏腑无所不至，调安神经又具特长。二药伍用，相得益彰，息风止痉作用增强。

【主治】

中风抽掣及破伤后受风抽掣者。

【常用量】

防风：五钱。

蜈蚣：两条（全者研末）。

【张锡纯用药经验】

一人，年三十余，陡然口眼歪斜。其受病之边，目不能瞬。俾用蜈蚣二条为末，防风五钱，煎汤送服，三次全愈。审斯则蜈蚣逐风之力，原迥异于他药也。且其功效，不但治风也，愚于疮痈初起甚剧者，恒加蜈蚣于托药之中，莫不随手奏效。虽本草谓有坠胎之弊，而中风抽掣，服他药不效者，原不妨用。《内经》所谓"有故无殒，亦无殒也"。

七 画

麦冬　　半夏

【单味药功用】

麦冬　略。

半夏　略。

【伍用功能】

麦冬味甘性凉，益胃生津、养阴润肺、定喘宁嗽，即引肺气清肃下行，通调水道以归膀胱，升降濡润之中，兼具开通之力；半夏味辛性温，力能下达，降胃安冲止呕吐，能引肺中、胃中湿痰下行，纳气定喘。二药相伍，一寒一温，一润一燥，一肺一胃，化痰平喘、降胃安冲之功益彰。

【主治】

1. 肺虚有痰，咳嗽劳喘，或兼肺有结核者。

2. 妇女倒经。

【常用量】

麦冬：四钱至五钱。

半夏：二钱至三钱。

【张锡纯用药经验】

张氏谓："古方多以麦冬治肺虚咳嗽，独徐灵胎谓嗽者断不宜用。盖以其汁浆胶黏太甚，肺中稍有客邪，即可留滞不散，惟济以半夏之辛燥开通，则不惟治嗽甚效，即治喘亦甚效，故仲景治伤寒解后，虚赢少气，气逆欲吐，有竹叶石膏汤，麦冬与半夏同用。治火逆上气，有麦门冬汤，以麦冬为君，亦佐以半夏也。又肺虚劳嗽者，医者多忌用半夏，是未知半夏之性也。"

又喻嘉言赞麦门冬汤中用半夏曰："于大建中气、大生津液中，增入半夏之辛温一味，以利咽下气，此非半夏之功，实善用半夏之功也。"

赤石脂　　三七

【单味药功用】

赤石脂　为硅酸盐类矿物多水高岭石族多水高岭石（Halloysite）。味甘、涩，性温。归大肠、胃经。本品甘温而涩，既能温里涩肠固脱，适用于虚寒久泻久痢、滑脱不禁、脱肛等症；又能固崩止带、收敛止血，可用于崩漏带下、便血等症。本品外用有收湿敛疮生肌的功效，又可用于疮疡久溃。

现代药理研究表明，本品主含含水硅酸铝，有吸附作用，能吸附消化道内的有毒物质，如细菌毒素及食物异常发酵的产物，并保护消化道黏膜，阻止胃肠道出血。

三七　略。

【伍用功能】

赤石脂降胃涩肠、敛疮生肌、收敛止血；三七善化瘀血，又善止血妄行，张氏谓之"化瘀血而不伤新血，尤为理血妙品"。赤石脂以降胃收敛止血为主，三七以化瘀生新止血为要，二药并书，降胃止血、化瘀生新功著。能促进胃壁破损出血处之修复，生肌而速愈。

【主治】

吐血兼大便微溏，证属胃气不降者。

【常用量】

赤石脂：一两半（生用）。

三七：二钱（研末送服）。

【张锡纯用药经验】

张焕卿，年三十五岁，住天津特别第一区三义庄，业商，得吐血证，年余不愈。禀性偏急，劳心之余又兼有拂意之事，遂得斯证。初次所吐甚多，屡经医治，所吐较少，然终不能除根。每日或一次或二次，觉心中有热上冲，即吐血一两口，因病久身羸弱，卧床不起，亦偶有扶起少坐之时，偶或微喘，幸食欲犹佳，大便微溏，日行两三次，其脉左部弦长，重按无力，右部大而芤，一息五至。

凡吐血久不愈者，多系胃气不降，致胃壁破裂，出血之处不能长肉生肌也。再即此脉论之，其左脉之弦，右脉之大，原现有肝气浮动挟胃气上冲之象，是以其吐血时，觉有热上逆。至其脉之弦而无力者，病久而气化虚也。大而兼芤者，失血过多也。至其呼吸有时或喘，大便日行数次，亦皆气化虚而不摄之故。治此证者，当投以清肝降胃、培养气血、固摄气化之剂。药用：赤石脂两半，生怀山药一两，净山茱萸八钱，生龙骨（捣碎）六钱，生牡蛎（捣碎）六钱，生杭白芍六钱，大生地黄四钱，甘草二钱，广三七二钱，共九味，将前八味煎汤，送服三七末。

降胃之药莫如赭石，此愚治吐衄恒用之药也。此方中独重用赤石脂者，因赭石重坠之力甚大，用之虽善降胃，而其力达于下焦，又善通大便，此证大便不实，赭石似不宜用，赤石脂之性，重用之亦能使胃气下降，至行至下焦，其黏滞之力又能固涩大便，且其性能生肌，更可使肠壁破裂出血之处早愈，诚为此证最宜之药也。所最可异者，天津药房中之赤石脂，竟有煅与不煅之殊。夫石药多煅用者，欲化质之硬者为软也。石脂原系粉末陶土，其质甚软，宜兴人以之烧作瓦器。天津药房其石脂之煅者，系以水和石脂作泥，在煤炉中煅成陶瓦。如此制药以入汤剂，虽不能治病，犹不至有害。然石脂入汤剂者少，入丸散者多。若将石脂煅成陶瓦竟作丸散用之，其伤胃败脾之病可胜言哉！是以愚在天津诊病出方，凡有石脂必于药名上加"生"字，所以别于煅也。然未免为大雅所笑矣。

将药煎服两剂，血即不吐，喘息已平。大便亦不若从前之勤，脉象亦较前和平，惟心中仍有觉热之时。遂即原方将生地黄改用一两，又加熟地黄一两，连服三剂，诸病皆愈。

赤石脂、禹余粮伍用，出自《伤寒论》赤石脂禹余粮汤，治伤寒下利不止。

花椒　　硫黄

【单味药功用】

花椒　又名川椒、蜀椒，为芸香科灌木或小乔木植物花椒 *Zanthoxylum bungeanum* Maxim. 或青椒 *Z.schi-nifolium* Sieb.et Zucc. 的成熟果皮。味辛性热。归脾、胃、肾经。本品温中止痛、驱蛔杀虫，用于中寒腹痛、寒湿吐泻、虫积腹痛；其杀虫燥湿止痒之功，还可用于湿疹瘙痒、妇人阴痒。

硫黄　为天然硫黄矿的提炼加工品，味酸性温，有毒。归肾、大肠经。本品外用有解毒杀虫止痒作用，尤为疥疮要药，用于疥癣、秃疮、湿疹。本品内服有补火助阳、温阳通便作用，用于寒喘、阳痿、虚寒便秘。

【伍用功能】

花椒温中止痛，暖脾胃；硫黄补火助阳，通便。二药伍用，温热合力，大补元阳、温肾暖脾之功增强。

【主治】

肾阳虚衰之黎明腹疼泄泻。

【常用量】

花椒：一两（微焙）。

硫黄：六钱（生用）。

【张锡纯用药经验】

张锡纯谓："愚临证实验以来，觉服制好之熟硫黄，犹不若径服生者其效更捷，盖硫黄制熟则力减，少服无效，多服又有燥渴之弊，服生硫黄少许，即有效而又无他弊也。十余年间，用生硫黄治愈沉寒锢冷之病不胜计。盖硫黄原无毒，其毒也即其热也；使少服不令觉热，即于人分毫无损，故不用制熟即能服，更可常服也。且自古论硫黄者，莫不谓其功胜桂、附，惟径用生者系愚之创见，而实由自家徐徐尝验，确知其功效甚奇，又甚稳妥，然后敢以之治病。今邑中日服生硫黄者数百人，莫不饮食加多，身体强壮，皆愚为之引导也。"

芡实　　鸡内金

【单味药功用】

芡实　略。

鸡内金 略。

【伍用功能】

鸡内金，鸡之脾胃也。其中偶有瓦石铜铁，皆有消化痕迹，脾胃之坚壮可知。故用以补助脾胃，大能消化饮食、消磨瘀积，食化积消，痰涎自除；再者，老人痰涎壅盛，多因其下焦虚惫，气化不摄，痰涎随冲气上泛。芡实大能敛冲固气，统摄下焦气化。二者相伍，一谷食，一肉食，消积化痰。

【主治】

老人气虚不能行痰，致痰气郁结，胸次满闷、胁下作疼，凡气虚痰盛之人，服之皆效，兼治疝气。

【常用量】

芡实：六两（生用）。

鸡内金：三两（生用）。

【张锡纯用药经验】

此乃张氏期颐饼药物组成。张氏将此二味与麦面同用，一补心，一补肾，使心肾相济，水火调和，而痰气自平矣。

或问：老人之痰，既由于气虚不行，何不加以补助气分之品？答曰：凡补气之药，久服转有他弊。此方所用药品，二谷食，一肉食，复以砂糖调之，可作寻常服食之物，与他药饵不同。且食之，能令人饮食增多，则气虚者自实也。

芦根　　白茅根

【单味药功用】

芦根　为禾本科多年生草本植物芦苇 *Phragmites communis*（L.）Trin. 的地下茎。与苇根原系同一药物，其生于水边干地，小者为芦，生于水深之处，大者为苇。味甘性寒，归肺、胃经。本品甘寒质轻，上可清透肺热，滋阴养肺、祛痰排脓；中可清胃热，生津止渴、止呕；下可利小便，导热外出，用于治疗温热病之高热、口渴、胃热呕吐，以及肺热咳嗽，痰稠而黄，吐之不爽等症。

白茅根　略。

【伍用功能】

芦根味甘多液，性凉善升，清肺热、理肺气、养肺阴、透表邪、利小便；白茅根味甘性凉，清肺热以宁嗽定喘，滋胃阴以生津止渴，又可凉血止血、清热利尿。前者透表专清气分之热，后者清里善清血分之热，二药伍用，一气一血，一透一清，气血双清，滋阴清热，解表透疹。

【主治】

目病干疼，证属外感之热传入阳明，外感之邪未净，痼闭胃中，其热上冲者。

【常用量】

芦根：五钱（鲜用为佳）。

白茅根：五钱（鲜用为佳）。

【张锡纯用药经验】

芦根、茅根伍用，出自《千金要方》。芦根、茅根各一两，水四升，煮二升分服，治胃反上气，食即吐出。张锡纯治疗两目干涩，有时目睛胀疼，渐至视物昏花，心中时常发热，二便皆不通顺，其脉左右皆有力，而右关重按有洪实之象，证属外感之热传入阳明之腑，外感之邪未净，痼闭胃中，其热上冲者，以离中丹（即益元散以生石膏代滑石）一两，再佐以清热托表之品（鲜芦根五钱，鲜茅根五钱），以引久蕴之邪热外出，眼疾当愈。

近代名医施今墨不论外感发热，还是内伤发热，以及原因不明之低热，均宜使用二品。若发热甚者，还可配伍山栀、豆豉之品，则退热更速。

另外，二药煎水代茶频频饮之，尚有预防小儿麻疹合并肺炎的作用。

苏子　　牛蒡子

【单味药功用】

苏子　略。

牛蒡子　略。

【伍用功能】

苏子降气化痰、止咳平喘；牛蒡子体滑气香，润肺利肺，清降之性，能降肺气之逆。二者并用，张氏谓："能清痰降逆，使逆气转而下行，即能引药力，速于下达也。"

【主治】

1.咳嗽劳喘，或作喘逆。

2.外感痰喘。

【常用量】

苏子：二钱至四钱（炒捣）。

牛蒡子：二钱至三钱（炒捣）。

连翘　　蝉蜕

【单味药功用】

连翘　略。

蝉蜕　略。

【伍用功能】

连翘升浮宣散，流通气血，治十二经血凝气聚，为疮家圣药，又能透表解肌、疏散风热，且能托毒外出，为发表疹瘾要药；蝉蜕善解外感风热，宣肺疗哑，透疹止痒，有以皮达皮之力。张氏云："用连翘、蝉蜕之善达表者，引胃中化而欲散之热，仍还太阳作汗而解。"二药并书，轻清升浮宣散，并走于上，发汗解表、宣解蕴热之力尤佳。

【主治】

1. 温病壮热或头犹觉疼，周身犹有拘束之意。

2. 温病感冒，久在太阳。

3. 温病胸中素蕴实热，又受外感，内热为外感所束，不能发泄。

【常用量】

连翘：一钱五分至一两。

蝉蜕：一钱五分至三钱。

【张锡纯用药经验】

张氏云："连翘原非发汗之药，即诸家本草亦未有谓其能发汗者。惟其人蕴有内热，用至一两必然出汗。且其发汗之力缓而长。为其力之缓也，不至为汪洋之大汗；为其力之长也，晚睡时服之，可使通夜微觉解肌。且能疏肝气之郁，泻肺气之实，若但目为疮家要药，犹未识连翘也。"

又云："又兼用连翘、蝉蜕之善达表者，以解未罢之太阳，使膀胱蓄热，不为外感所束，则热更易于消散。且蝉之性，饮而不食，有小便无大便，故其蜕，又能利小便，而止大便也。愚自临证以来，遇此等证，温病胃腑与膀胱同热，又兼虚热之证。不知凡几，医者率多束手，而投以此汤（滋阴宣解汤），无不愈者。若用于温疹，兼此证者，尤为妥善，以连翘、蝉蜕实又表散温疹之妙药也。"

牡蛎　　海带

【单味药功用】

牡蛎　略。

海带　为大叶藻科植物大叶藻的全草，即《嘉祐本草》所描述的"登州人干之以束器物"的海带。味咸性寒，功能软坚化痰、利水泄热，治疗瘰瘤结核、疝瘕、水肿、脚气。

现代一般所称的海带为 *Laminaria Japonica* Ares-ch.，药材中作昆布使用。

【伍用功能】

牡蛎味咸而涩，软坚散结化痰，善消瘰疬；海带咸寒，清热利水、软坚化痰、破积消瘿。二药同为咸寒之品，参合为用，软坚散结、化痰消瘿之功益彰。

【主治】

瘰疬。

【常用量】

牡蛎：十两（煅用）。

海带：五钱（洗净切丝，煎汤送服）。

【张锡纯用药经验】

张氏曾治一少年，项侧起一瘰疬，其大如茄，上连耳，下至缺盆，求医治疗，言服药百剂，亦不能保其必愈，而其人家贫佣力，为人芸田，不惟无钱买如许多药，即服之亦不暇。然其人甚强壮，饮食甚多，俾于一日三餐之时，先用饭汤送服煅牡蛎细末七八钱，一日之间消无芥蒂。

又治一妇人，在缺盆起一瘰疬，大如小橘。其人亦甚强壮无他病，俾煮海带汤，日日饮之，半月之间，用海带二斤而愈。若身体素虚弱者，即煮牡蛎、海带，但饮其汤，脾胃已暗受其伤。盖其咸寒之性，与脾胃不宜也。

羌活　　独活

【单味药功用】

羌活　又叫川羌活，为伞形科多年生草本植物羌活 *Notopterygium incisum* Ting ex H. T. Chang 及宽叶羌活 *Notopterygium forbesii* Boiss. 的根茎及根。味辛、苦，性温，归膀胱、肾经。本品性温，气雄而散，发表力强，主散太阳经风邪及寒湿之邪，有散寒祛风、胜湿止痛之功，用于风寒感冒，头痛身疼。其味苦燥湿，性温散寒，能祛除风寒湿邪，通利关节而止痛，且作用部位偏上，故善治腰以上风寒湿痹，尤以肩背肢节疼痛者为佳。

独活 为伞形科多年生草本植物重齿毛当归 *Angelica Pubescens* Maxim. f. biserrata Shan et Yuan 的根。味辛、苦，性微寒，归肝、膀胱经。本品祛风除湿、散寒通痹，凡风寒湿痹皆可用。取其性善下行，尤以腰膝、腿足关节疼痛属下部寒湿重者为宜。其解表作用，可用于外感风寒夹湿表证。

【伍用功能】

羌活行上焦而理上，长于祛风寒，能直上巅顶；独活行下焦而理下，长于祛风湿，通行气血。二药伍用，一上一下，祛风活络止痛。

【主治】

中风抽掣及破伤后受风抽掣者。

【常用量】

羌活：二钱。

独活：二钱。

【张锡纯用药经验】

羌活、独活，古时不分。《本经》谓独活一名羌活，所以《本经》《别录》止有独活而无羌活。自陶弘景言"羌活形细而多节……气息极猛烈……独活色微白而形虚……"，后世暂分用。二者功效相似，然羌活气浓烈，偏于发汗解表而走上；独活则气较淡，偏于祛风湿而走下。

补骨脂　核桃仁

【单味药功用】

补骨脂 又叫破故纸，为豆科一年生草本植物补骨脂 *Psoralea*

corylifolia L. 的成熟果实。味辛、苦，性温。归肾、脾经，本品补肾助阳、固精缩尿、暖脾止泻，用于治疗肾阳不足，命门火衰，腰膝冷痛、阳痿、遗精、尿频，脾肾阳虚泄泻。其纳气平喘作用，可用于肾不纳气的虚喘。

此外，可研末用酒浸制成 20% ～ 30% 酊剂，外涂局部，还可治白癜风。

核桃仁　又叫胡桃仁、胡桃肉，为胡桃科落叶乔木胡桃 *Juglans regia* L. 成熟果实的核仁。味甘，性温，归肾、肺、大肠经。本品能温补肺肾，又肉润皮涩，兼可润肺敛肺，故能纳气平喘。用于肺肾两虚的喘咳。本品富含油脂，润燥滑肠，可用于肠燥便秘。

此外，古方尚用于石淋。现代用治尿路结石，有排石之功。

【伍用功能】

补骨脂补肾助阳，暖丹田，纳气归元，温肺止泻；核桃仁补肾固精，益肾阳，纳气平喘。张氏认为，补骨脂为纯阳之品，直达下焦，以助相火之热力；核桃仁温润多脂，峻补肾脏，以厚相火之基址。二者伍用，木火相滋，补助相火、温补脾肾、纳气平喘功佳。

【主治】

1. 相火衰微，致肾虚不能作强，或腰膝酸疼，或黎明泄泻，一切虚寒诸证。

2. 虚寒喘嗽。

3. 妇女血海虚寒之不孕症。

【常用量】

补骨脂：三钱至四钱（炒捣）。

核桃仁：二钱至三钱。

【张锡纯用药经验】

补骨脂、核桃仁伍用，出自《太平惠民和剂局方》青娥丸。治肾虚腰痛如折，俯仰不利，转侧艰难。清·王泰林《王旭高医书六种》中青娥丸治肾虚腰痛，《素问·脉要精微论》曰："腰者肾之府，转摇不能，肾将惫矣。"

古方治虚寒喘嗽、腰腿酸痛，用胡桃仁二十两研烂，补骨脂十两酒蒸为末，蜜调如饴，每晨酒服一大匙，不能饮者热水调服。汪切庵谓，补骨脂属火，入心包，命门能补相火以通君火，暖丹田，壮元阳；胡桃属木，能通命门，利三焦，温肺润肠，补养气血，有木火相生之妙。张锡纯常用之以治下焦虚寒之证，诚有奇效。

附子　　白芍

【单味药功用】

附子　又叫附片，为毛茛科多年生草本植物乌头 *Aconitum carmichaeli* Deb X. 的子根加工品。味辛、甘，性热。有毒。归心、肾、脾经。本品上助心阳，中温脾阳，下补肾阳，为"回阳救逆第一品药"，用于亡阳证。其辛甘温煦，峻补元阳、益火消阴之效，可用于虚寒性的阳痿宫冷、脘腹冷痛、泄泻、水肿等症。散寒止痛之作用，可用于寒痹证。

白芍　略。

【伍用功能】

附子味辛，性大热，回阳救逆，为补助元阳之主药，其力能升能降，能内达外散，凡凝寒锢冷之结于脏腑、着于筋骨、痹于经络血脉者，皆能开之、通之，而温通之中，又大具收敛之力；白芍味苦微酸，性凉多液，滋阴养血、退热除烦，能收敛上焦浮越之热下行自小便泻出。张氏认为"附子之辛热，协同芍药之苦降（《本经》味苦)，自能引浮越之元阳下归其宅"，二药相伍，一热一寒，一燥一润，一走一守，一阳一阴，相互制约，相互促进，潜纳浮阳、燮理阴阳。

【主治】

1. 大病后阴阳不相维系，阳欲上脱之证。一切阴阳两虚，上热下凉之证。

2. 阴阳离绝之类中风证。

【常用量】

附子：一钱。

白芍：三钱至四钱。

【张锡纯用药经验】

附子、白芍伍用，出自仲景《伤寒论》，其中 82 条："太阳病发汗，汗出不解，其人仍发热，心下悸，头眩，身𥆧动，振振欲擗地者，真武汤主之。"此为阳虚水泛证，附子、芍药配伍可温阳利水。68 条："发汗病不解，反恶寒者，虚故也，芍药甘草附子汤主之。"此为汗后阴阳两虚证，附子、芍药配伍有扶阳益阴之用。

张锡纯谓："芍药、附子同用，则翕收元阳下归宅窟。惟力近和缓，必重用之，始能建功。"

附子既可温补心肾之阳，又可化气行水消肿，更有强心之功，因其内含乌头碱，尚可增加心血排出量。

鸡内金　　白芍

【单味功能】

鸡内金　略。

白芍　略。

【伍用功能】

鸡内金善化有形瘀积，健运脾胃，通淋消石，运化药力；白芍敛阴和营，善利小便，即善行水，张锡纯谓："鸡内金虽饶有消化之力，而诸家本草，实有能缩小便之说，恐于证之夹有水气者不宜，方中用白芍以利小便，所以济鸡内金之短也。"二药伍用，相互协调，健脾行水消聚。

【主治】

气郁成鼓胀，兼治脾胃虚，饮食不能运化。

【常用量】

鸡内金：四钱（去净瓦石糟粕，捣碎生用）。

白芍：四钱。

【张锡纯用药经验】

张氏认为，其病虽系气鼓，亦必夹有水气，故用芍药善利小便之性，以行水。

鸡内金　　生麦芽

【单味药功用】

鸡内金　略。

生麦芽　略。

【伍用功能】

鸡内金健脾消积、活血化瘀，运化药力；麦芽消食健胃，善疏肝气。二药伍用，一肉食，一谷食，升降协调，疏肝健脾、消积化滞之力益增。

【主治】

饮食积滞证。

【常用量】

鸡内金：二钱（洗净者）。

生麦芽：四钱。

【张锡纯用药经验】

一妇女年三十余，气分素弱，一日忽觉有气结于上脘，不能上达亦不能下降，俾单用生麦芽一两，煎汤饮之，顿觉气息通顺。

一妇人年近四旬，胁下常常作疼，饮食入胃常停滞不下行，服药数年不愈，此肝不升胃不降也。为疏方用生麦芽四钱以升肝，生鸡内金二钱以降胃，又加生怀山药一两，以培养脏腑之气化，防其因升之降之而有所伤损，连服十余剂，病遂全愈。

张氏弟子孙静明认为："用麦芽应注意，视其生芽者，或未生芽而生根如白须者亦可。盖大麦经水浸，先生根而后生芽，借其生发之气，比于春气之条达，故疏肝颇效也。"

鸡内金　　白茅根

【单味药功用】

鸡内金　略。

白茅根 略。

【伍用功能】

鸡内金善化有形瘀积，健运脾胃，通淋消石，运化药力；白茅根清热利尿，张氏云："故凡气之郁而不畅者，茅根皆能畅达之。善利水又善理气，故能佐鸡内金以奏殊功也。"二药相伍，健脾消聚、行气利水。

【主治】

水鼓、气鼓并病，兼治单腹胀，及单水鼓胀、单气鼓胀。

【常用量】

鸡内金：五钱（去净瓦石糟粕，轧细生用）。

白茅根：二两（鲜者，切细）。

【张锡纯用药经验】

先将茅根煎汤数茶盅（不可过煎，一两，沸后慢火温至茅根沉水底，汤即成）。先用一盅半，加生姜五片，煎鸡内金末，至半盅时，再添茅根汤一盅，七八沸后，澄取清汤（不拘一盅或一盅多）服之。所余之渣，仍用茅根汤煎服。日进一剂，早晚各服药一次。初服小便即多，数日后大便亦多。若至日下二三次，宜减鸡内金一钱，加生於术一钱。又数日，胀见消，大便仍勤，可再减鸡内金一钱，加於术一钱。又数日，胀消强半，大便仍勤，可再减鸡内金一钱，加於术一钱。如此精心随病机加减，俾其补破之力，适于病体相宜，自能全愈。若无鲜茅根，可用药房中干茅根一两代之。无鲜茅根即可不用生姜。所煎茅根汤，宜当日用尽，煎药后若有余剩，可当茶温饮之。

鸡内金　　硼砂

【单味药功用】

鸡内金　略。

硼砂　略。

【伍用功能】

鸡内金健脾消积、活血化瘀、通淋排石；硼砂外用清热解毒消肿。张氏谓："鸡内金为鸡之脾胃，原能消化砂石，硼砂可为金银铜焊药，其性原能柔五金，治骨鲠，故亦善消硬物。"二药伍用，可奏通淋排石之功。

【主治】

砂淋，亦名石淋。

【常用量】

鸡内金：一两（去净砂石）。

硼砂：六钱。

上二味，共轧细，炼蜜为丸桐子大，食前开水送服三钱，日两次。

八 画

知母　黄柏

【单味药功用】

知母　略。

黄柏　又名檗皮、黄檗，为芸香科落叶乔木植物黄檗（关黄柏）*Phellodendron amurense* Rupr. 和黄皮树（川黄柏）*Phellodendron chinense* Schneid. 除去栓皮的树皮。味苦，性寒，归肾、膀胱、大肠经。本品苦寒沉降，清热燥湿，专于清泄下焦湿热，又能泻火解毒，还专于清相火、退虚热，用于治疗湿热带下、热淋脚气、泻痢黄疸、疮疡肿痛、湿疹湿疮、阴虚发热、盗汗遗精等症。

另外，清热燥湿解毒多生用，泻火除蒸退热多盐水炙用，止血多炒炭用。

【伍用功能】

知母味苦性寒，液浓而滑，清胃热、润肺燥、滋肾水、通利小便；黄柏苦寒坚阴，清下焦蕴热，泻火解毒，退热除蒸。知柏相合，相互促进，清热化湿，滋阴泻火，通利小便，其功甚著。

【主治】

1. 下焦蕴蓄实热，膀胱肿胀，溺管闭塞，小便滴沥不通。或小便不利，证属阴虚阳不能化者。

2. 阴虚火旺，相火妄动，以致梦遗、滑精等症。

3. 小便频数疼涩，遗精白浊，脉洪滑有力，确系实热者。

4. 男子"强中"，女子性欲亢进。

5. 阴虚发热、骨蒸潮热、盗汗等症。

【常用量】

知母：四钱至八钱。

黄柏：四钱至八钱。

【张锡纯用药经验】

知母、黄柏伍用，出自李东垣《兰室秘藏》滋肾丸。治下焦湿热，小便癃闭，点滴不通。李杲曰："知母其用有四：泻无根之肾火，疗有汗之骨蒸，止虚劳之热，滋化源之阴，仲景用此入白虎汤治不得眠者，烦躁也。烦出于肺，躁出于肾，君以石膏，佐以知母之苦寒，以清肾之源，缓以甘草、粳米，使不速下也。又凡病小便闭塞而渴者，热在上焦气分，肺中伏热，不能生水，膀胱绝其化源，宜用气薄味薄淡渗之药，以泻肺火、清肺金而滋水之化源。若热在下焦血分而不渴者，乃真水不足，膀胱干涸，乃无阴则阳无以化，法当用黄柏、知母大苦大寒之药，以补肾与膀胱，使阴气行而阳气自化，小便自通。"李时珍曰："知母之辛苦寒凉，下则润肾燥而滋阴，上则清肺金泻火，乃二经气分药也，黄柏则是肾经血分药，故二药必相须而行。"《本草正》载："古书言知母佐黄柏滋阴降火，有金水相生之义。盖谓黄柏能制膀胱，命门阴中之火，知母能消肺金，制肾水化源之火，去火可以保阴，是即所谓滋阴也。故洁古、东垣皆以为滋阴降火之要药。"张元素《医学启源》曰："凡小便不利，知母黄柏为君，茯苓、泽泻为使。"

知母、黄柏、甘草伍用，张景岳定名为"正气汤"，治阴分有火盗汗。

张锡纯曰："知母味苦，性寒，液浓而滑，其色在黄白之间。故能入胃以清外感之热，伍以石膏可名白虎（二药再加甘草、粳米和之，名白虎汤，治伤寒温病热入阳明），入肺以润肺金之燥，而肺为肾之上源，伍以黄柏兼能滋肾（二药少加肉桂向导，名滋肾丸），治阴虚不能化阳，小便不利，为其寒而多液，故能壮水以制火，治骨蒸劳热，目病胬肉遮掩白睛，为其液寒而滑，有流通之性，故能消疮疡热毒肿疼。《本经》谓主消渴者，以其滋阴壮水而渴自止也；谓其主肢体浮肿者，以其寒滑能通利水道而肿自消也；谓其益气者，以其能除食气之壮火而气自得其益也。"

一人，年六十余，溺血数日，小便忽然不通，两日之间滴沥全无。病人不能支持，自以手揉挤，流出血水少许，稍较轻松。揉挤数次，疼痛不堪揉挤。彷徨无措，求为诊治。其脉沉而有力，时当仲夏，身覆厚被，犹觉寒凉，知其实热郁于下焦，溺管因热而肿胀不通也。为拟此汤（寒通汤：滑石一两，生杭白芍一两，知母八钱，黄柏八钱），一剂稍通，又加木通、海金沙各二钱，服两剂全愈。

一叟，年七十余，遗精白浊，小便频数，微觉疼涩。诊其六脉平和，两尺重按有力，知其年虽高，而肾经确有实热也。投以此汤（清肾汤：知母四钱，黄柏四钱，生龙骨捣细四钱，生牡蛎捣细三钱，海螵蛸捣细三钱，茜草二钱，生杭白芍四钱，生山药四钱，泽泻一钱半），五剂全愈。

一人，年三十许，遗精白浊，小便时疼如刀割，又甚涩数。诊其脉滑而有力，知其系实热之证。为其年少，疑兼花柳毒淋。遂投以此汤（清肾汤），加没药（不去油）三钱，鸦胆子（去皮）四十粒药汁送服，数剂而愈。

金银花　　连翘

【单味药功用】

金银花　又名忍冬花、银花、二花、双花，为忍冬科多年生常绿缠绕性木质藤本植物忍冬 *Lonicera Japonica* Thuad. 的花蕾。味甘性寒，归肺、心、胃经。本品清热解毒、散痈消肿，为治一切痈肿疔疮阳证的要药。同时又具凉血、止痢之效，用治热毒血痢便脓血证。本品质地轻扬，芳香疏散，善散肺经热邪，清心胃热毒，用于外感风热，温病初起，表证未解，里热又盛的病证。

此外，金银花还有清热解暑的作用，可用于暑热烦渴、咽喉肿痛，以及小儿热疮、痱子等症。

连翘　略。

【伍用功能】

金银花质地轻扬，芳香疏散，善散肺经热邪、清心胃热毒，兼具凉血止痢之功；连翘升浮宣散，透表解肌，清热逐风，泻心火，利小便，理肝气，破血结，消痈肿。二药伍用，并走于上，轻清升浮宣散，清气凉血、清热解毒的力量增加。同时，还能流通气血，宣导十二经脉气滞血凝，以消肿散结止痛。

【主治】

1.肺病，咯吐脓血，证属伏气化热，窜入阳明之腑，上熏肺脏所致者。

2. 风热初起，以致头痛、目痛、齿痛、鼻渊，以及咽喉肿痛、口舌生疮等症。

【常用量】

金银花：四钱。

连翘：二钱。

【张锡纯用药经验】

金银花、连翘伍用，出自清·吴鞠通《温病条辨》银翘散。用于治疗温病初起诸症，亦治多种热性传染病之初起诸症。吕景山用其治疗疮疡肿毒、脉管炎诸病，但用量宜大，五钱至一两均可，也可与紫花地丁、蒲公英配伍。

张氏谓："连翘诸家皆未言其发汗，而以治外感风热，用至一两必能出汗，且其发汗之力甚柔和，又甚绵长。曾治一少年，风温初得，俾单用连翘一两煎汤服，彻底微汗，翌晨病若失。"

张氏又言："连翘善理肝气，既能疏肝气之郁，又有平肝气之盛。曾治一媪，年过七旬，其手连臂肿疼数年不愈，其脉弦而有力，遂于清热消肿药中，每剂加连翘四钱，旬日肿消疼愈，其家人谓媪从前最易愤怒，自服此药后不但病愈，而愤怒全无，何药若是之灵妙也。由是观之，连翘可谓理肝气要药矣。"

乳香　　没药

【单味药功用】

乳香　略。

没药　略。

【伍用功能】

乳香辛温香窜，善透窍以理气，能于血中行气，舒筋活络、消肿止痛。没药味辛性温，功擅化瘀理血、消肿痛。乳香以行气活血为主，没药以活血散瘀为要。二药参合，气血兼顾，相须为用，取效尤捷，共奏宣通脏腑、流通经络、活血祛瘀、消肿止痛、敛疮生肌之功。

【主治】

1. 脏腑经络，气血凝滞，以致脘腹疼痛，女子经血不畅，行经腹痛、产后腹痛，月事不以时下，痃癖、癥瘕，心腹疼痛，腿疼、臂疼，内外疮疡等症。

2. 胁下焮疼、跌仆伤痛、风湿痹痛等症。

3. 经络湮瘀之偏枯，肢体痿废、痹木诸症。

4. 气滞血瘀之小儿绵风。

5. 瘰疬或已溃疡者。

【常用量】

乳香：一钱至一两半（生用）。或水煎，或研细末，作蜜丸作散服。

没药：一钱至一两半（生用）。或水煎，或研细末，作蜜丸作散服。

【张锡纯用药经验】

张锡纯谓："乳香、没药，最宜生用，若炒用之则其流通之力顿减，至用于丸散中者，生轧作粗渣入锅内，隔纸烘至半熔，候冷轧之即成细末，此乳香、没药去油之法。"

乳香、没药伍用，出自《证治准绳》乳香止痛散，治疮肿疼痛。张氏云："乳香、没药，二药并用，为宣通脏腑、流通经络之要药。故凡心胃、胁腹、肢体关节诸疼痛皆能治之。又善治女子行经腹疼，产后瘀血作疼，月事不以时下；其通气活血之力，又善治风寒湿痹、周身麻木、四肢不遂及一切疮疡肿疼，或其疮硬而不疼。外用为粉以敷疮疡，能解毒消肿、生肌止疼。虽为开通之品，不至耗伤气血，诚良药也。"又云："乳香、没药不但流通经络之气血，诸凡脏腑中，有气血凝滞，二药皆能流通之。医者但知见其善入经络，用之以消疮疡，或外敷疮疡，而不知用之以调脏腑之气血，斯岂知乳香、没药者哉。"

一人年三十许，当脐忽结癥瘕，自下渐长而上，初长时稍软，数日后即硬如石，旬日长至心口，向愚询方，自言凌晨冒汗得于途间，愚再三思之，不得其证之主名，然即形迹论之，约不外气血凝滞，为疏方当归、丹参、乳香、没药各五钱，流通气血之中，大具融化气血之力，连服十剂全愈。此后用此方，治内外疮疡、心腹肢体疼痛。凡病之由于气血凝滞者，恒多奇效。

九 画

茵陈　　川楝子　　生麦芽

【单味药功用】

茵陈　又名茵陈蒿、绵茵陈，为菊科多年生草本植物茵陈蒿 *Artemisia capillaris* Thunb. 或滨蒿 *A. scoparia* Waldst.et kit. 等的全草。味苦性微寒。归脾、胃、肝、胆经。本品苦泄下降，寒能清热，功擅清利湿热、利胆退黄，为治黄疸要药；用于治疗湿热熏蒸，小便短赤、身目皆黄的黄疸，亦可治疗寒湿郁滞，胆汁外溢，色黄晦暗的阴黄；以及虚热内蕴所引起的湿疮、瘙痒等。

川楝子又叫金铃子、苦楝子，为楝科落叶乔木植物川楝（*Melia toosendan* Sieb. et Zucc. ）的成熟果实。味苦性寒。有小毒。归肝、胃、小肠、膀胱经。本品苦寒降泄，能清肝火、泄郁热、行气止痛，用于肝郁化火所致诸痛证。其杀虫疗癣之效，内服用于虫积腹痛，外治用于头癣。

生麦芽　略。

【伍用功能】

茵陈其气微香，凉而能散，善治黄疸，善清肝胆之热，兼理肝胆之郁，《别录》谓其利小便、除头热，亦有清肝胆之功效也；川楝子味微酸微苦，性凉，酸者入肝，苦者善降，能引肝胆之热下行自小便出，故治肝气横恣，胆火炽盛，致胁下焮疼；生麦芽补助脾胃，通利二便，善疏肝气以行肾气。三药并书，其功益彰，泄肝热、疏肝郁、调畅肝气。

【主治】

1. 内中风证。肝木失和，木火炽盛，气血上攻者。

2. 肝气郁兼胃气不降。

3. 胁疼。肝气胆火相助横恣，欲上升而不能透膈，郁于胁下作疼者。

4. 黄疸。

【常用量】

茵陈：二钱。

川楝子：二钱至八钱（捣碎用）。

麦芽：二钱至三钱（生用）。

【张锡纯用药经验】

三药相伍，张氏治疗肝风内动时，曾另有深意："盖肝为将军之官，其性刚果。若但用药强制，或转激发其反动之力。茵陈为青蒿之嫩者，得初春少阳生发之气，与肝木同气相求，泄肝热兼疏肝郁，实能将顺肝木之性。麦芽为谷之萌芽，生用之亦善将顺肝木之性使不抑郁。川楝子善引肝气下达，又能折其反动之力。方中加此三味，而后用此方（镇肝熄风汤）者，自无他虞也。"

邻村西楼庄，李姓妇，年近四旬，得胁下疼证。平素肝气不舒，继因暴怒，胁下陡然作疼。两胁下掀疼甚剧，呻吟不止，其左胁之疼尤甚，请人以手按之则其疼稍愈，心中时觉发热，恶心欲作呕吐，脉左右两部皆弦硬。此肝气胆火相助横恣，欲上升而不能透膈，郁于胁下作疼也。当平其肝气，泻其胆火，其疼自愈。处方：川楝子（捣碎）八钱，生杭白芍四钱，生没药四钱，生麦芽三钱，三棱三钱，莪术三钱，茵陈二钱，龙胆草二钱，连翘三钱。磨取生铁锈浓水，煎药取汤一大盅，温服。煎服一剂后其疼顿止，而仍觉气分不舒，遂将川楝、三棱、莪术各减半，再加柴胡二钱，一剂全愈。

茵陈　　生麦芽

【单味药功用】

茵陈　略。

生麦芽　略。

【伍用功能】

茵陈为青蒿之嫩者，得初春少阳生发之气，与肝木同气相求，泄肝热兼疏肝郁，实能将顺肝木之性。麦芽为谷之萌芽，生用之亦善将顺肝木之性使不抑郁。二药伍用，性皆升发，相辅相成，相得益彰，善疏肝气而不至过于升提，是将顺肝木之性使之柔和，不至起反动力也。

【主治】

1.类中风，证属肝肾阴亏，肝阳偏亢，气血逆乱者。

2.胃气不降，或肝气郁兼胃气不降，脉弦而长者。

3.不寐，证属肝血虚损，肝火上升者。

4.胁疼肝气不舒者。

5.黄疸。

【常用量】

茵陈：一钱半至三钱。

生麦芽：二钱至三钱。

轻粉　　红粉

【单味药功用】

轻粉　为水银、白矾、食盐等经升华法制成的氯化亚汞（Hg_2Cl_2）结晶性粉末。味辛性寒。有大毒。归大肠、小肠经。本品辛寒有毒，其性燥烈，外用有较强的攻毒杀虫敛疮作用。用于疥癣、梅毒、疮疡溃烂的治疗。此外，本品内服，能通利二便，逐水退肿，用治水肿便秘。

红粉　又名红升丹、升丹、升药、三仙丹，为水银、火硝、白矾或由水银和硝酸炼制而成的红色氧化汞。味辛性寒。有大毒。归肺、脾经。本品有良好的拔毒化腐排脓作用，为外科要药。用于痈疽溃后，脓出不畅，或腐肉不去、新肉难生，梅毒、下疳等。

【伍用功能】

轻粉攻毒杀虫敛疮，红粉拔毒化腐排脓。二药伍用，张氏谓："轻粉系水银同矾石升炼而成，红粉亦系水银同矾石、硝石诸药升炼而成，其质本重坠，故能深入，其成于升炼，故能飞扬，是以内浃骨髓，中通脏腑，外达皮肤，善控周身毒涎，借径于阳明经络，自齿龈而出也。"

【主治】

杨梅疮毒蔓延周身，或上至顶，或下至足，或深入骨髓，无论陈、新、轻、剧，服之皆有奇效。三四日间疮痂即脱落。

【常用量】

轻粉：二钱，炒至光色减去三分之二（研细）。盖此药炒之则烈性少缓，若炒之过度，又恐无力，火候宜中。

红粉：一钱（研细）。须多带紫黑片者用之，方有效验。

【张锡纯用药经验】

张氏云："此方（洗髓丹：净轻粉二钱，净红粉一钱，露蜂房如拳大者一个，大者可用一半，小者可用两个，核桃十个，熟枣肉），人多有疑其服之断生育者，非也。轻粉虽烈，煅之则烈性顿减，红粉虽性近轻粉而止用一钱，且分作三日服之，又有枣肉之甘缓以解毒，核桃仁多用至十枚，峻补肾经以防患，配合得宜，服之自有益无害。此方愚用屡矣，服后生男女者，不胜记也。"

鸦胆子　　硫黄

【单味药功用】

鸦胆子　略。

硫黄　略。

【伍用功能】

鸦胆子味极苦，性凉，为凉血解毒之要药。善治热性赤痢，二便因热下血，最能清血分之热及肠中之热，防腐生肌，诚有奇效。硫黄味酸性温，为补相火暖下焦之主药。痢之偏热者，以鸦胆子为要；痢之偏寒者，以硫黄为最。二药相伍，一寒一热，凉热相济，性归和平，解毒止痢，奏效当速。

【主治】

1. 痢久，血粪相杂，脓血腥臭，肠中腐烂，或寒热错杂者。

2. 阿米巴痢疾。

【常用量】

鸦胆子：五十粒至六十粒（去皮成实者），白糖水或药粥送服。

硫黄：三分至八分（研末送服）。

【张锡纯用药经验】

张氏谓："因思鸦胆子与硫黄并用虽能消除痢中毒菌，然鸦胆子化瘀之力甚大，硫黄又为润大便之药（本草谓其能使大便润、小便长，西人以硫黄为轻下药），二药虽能消除痢中毒菌，究难使此病（痢疾转肠溃疡）完全除根，拟去此二药，于方中加保护脂膜、固涩大便之品。"

袁镜如，住天津河东，年三十二岁，为天津统税局科员，得大便下血证。先因劳心过度，心中时觉发热，继又因朋友宴会，饮酒过度，遂得斯证。自孟夏下血，历六月不止，每日六七次，腹中觉疼即须如厕，心中时或发热，懒于饮食。其脉浮而不实，有似芤脉，而不若芤脉之硬，两尺沉分尤虚，至数微数。处方：生怀山药两半，熟地黄一两，龙眼肉一两，净山萸肉六钱，樗白皮五钱，金银花四钱，赤石脂（研细）四钱，甘草二钱，鸦胆子（成实者）八十粒，生硫黄（细末）八分，共十味，将前八味煎汤，送服鸦胆子、硫黄各一半，至煎渣再服时，仍送服其余一半。前药连服三剂，下血已愈，心中亦不发热，脉不若从前之浮，至数如常，而其大便犹一日溏泻四五次，此宜投以健胃固肠之剂。处方：炙黄芪三钱，炒白术三钱，生怀山药一两，龙眼肉一两，生麦芽三钱，建神曲三钱，大云苓片二钱，共煎汤一大盅，温服。将药连服五剂，大便已不溏泻，日下一次，遂停服汤药。俾用生怀山药细末煮作粥，调以白糖，当点心服之，以善其后。

十　画

桂枝　　茯苓

【单味药功用】

桂枝　略。

茯苓　略。

【伍用功能】

桂枝力善宣通，能导引三焦下通膀胱以利小便，升大气、降逆气、散寒邪、活血脉；茯苓渗湿利痰、健脾安神。张氏谓："桂枝为宣通水饮之妙药，茯苓为淡渗水饮之要品。"二药参合，温阳化气、利水除饮之功益彰。

【主治】

1. 水肿小便不利。

2. 心肺阳虚，水湿痰饮为患，症见满闷、短气、喘促、黏涎，郁而作热等。

【常用量】

桂枝：二钱。

茯苓：二钱。

【张锡纯用药经验】

桂枝、茯苓伍用，出自《伤寒论》茯苓桂枝白术甘草汤，用于治疗痰饮病。症见胸胁支满，心悸目眩，或短气而咳，舌苔白滑、脉弦滑者。

核桃仁　　柿霜饼

【单味药功用】

核桃仁　略。

柿霜饼　略。

【伍用功能】

核桃乃果核之最大者，其仁既多脂，味更香美，为食中佳品，性善补肾可知。柿霜饼色白入肺，而甘凉滑润，其甘也能益肺气，其凉也能清肺热，其滑也能利肺痰，其润也能滋肺燥，与核桃同用，肺肾同补，金水相生，补肾温阳，益肺滋阴，虚者必易壮实。

【主治】

肺肾两虚，或咳嗽，或喘逆，或腰膝酸疼，或四肢无力。

【常用量】

核桃仁：一斤。

柿霜饼：一斤。

先将核桃仁饭甑蒸熟，再与柿霜饼同装入瓷器内蒸之，融化为一，晾冷随意服之。

【张锡纯用药经验】

此乃张氏水晶桃方剂药物组成。其方食疗与药用并存，相得益彰，张氏云："且食之又甚适口，饥时可随便服之，故以治小儿尤佳也。"

柴　胡　　　大黄

【单味药功用】

柴胡　略。

大黄　略。

【伍用功能】

柴胡疏散少阳寒热之邪、疏肝解郁、升阳举陷；大黄降肠胃之热以通燥结、泻火解毒、推陈致新。前者以解太阳在经之邪以升之，以防邪之下陷；后者以下阳明在腑之热以清之，以利驱邪外出。二药并伍，一升一降，一表一里，共奏宣散表邪、通下里实之功。

【主治】

伤寒温病，表证未罢，大便已实者。

【常用量】

柴胡：三钱。

大黄：四钱。

【张锡纯用药经验】

柴胡、大黄伍用出自《伤寒论》大柴胡汤，治少阳经与阳明腑同病之方也。张氏云："然其方（大柴胡汤）宜于伤寒，而以治温病与表证不在少阳者，又必稍为通变，而后所投皆宜也。"

又云："或问：其表果系少阳证，固宜用柴胡宜。若非少阳证，既加薄荷、防风以散表邪，何须再用柴胡乎？答曰：凡表证未罢，遽用降药下之，恒出两种病证，一为表邪乘虚入里，《伤寒论》所载下后胸满，心下痞硬，下后结胸者是也；一为表邪乘虚入里且下陷，《伤寒论》所谓下之利不止者是也。此方通变大柴胡汤中防风、薄荷以散之，所以防邪之内陷，用柴胡以升之，所以防邪之下陷也。"

一人，年二十余。伤寒六七日，头疼恶寒，心中发热，咳吐黏涎。至暮尤寒热交作，兼眩晕，心中之热亦甚。其脉浮弦，重按有力，大便五日未行。投以此汤（通变大柴胡汤：柴胡三钱，薄荷三钱，知母四钱，大黄四钱。张氏治伤寒时，以防风易薄荷），加生石膏六钱，芒硝四钱，下大便二次。上半身微见汗，诸病皆见轻，惟心中犹觉发热，脉象不若从前之浮弦，而重按仍有力。拟投以白虎加人参汤，恐当下后，易作滑泄，遂以生山药代粳米，连服两剂全愈。

柴胡　　生麦芽

【单味药功用】

柴胡　略。

生麦芽　略。

【伍用功能】

柴胡禀少阳生发之气，疏肝解郁、升阳举陷；生麦芽具生发之性，消食健胃、善疏肝气；二者伍用，皆入肝经与肝木同气相求，疏达肝气，为疏肝之妙品也。

【主治】

因肝气不舒，木郁克土，致脾胃之气不能升降，胸中满闷，常常短气。

【常用量】

柴胡：一钱半。

生麦芽：二钱。

【张锡纯用药经验】

张氏谓:"从来方书中,麦芽皆为炒熟用之,惟陈修园谓麦芽生用,能升发肝气,可谓特识。盖人之元气,根基于肾,萌芽于肝,培养于脾,积贮于胸中为大气以斡旋全身。麦芽为谷之萌芽,与肝同气相求,故能入肝经,以条达肝气,此自然之理,无庸试验而可信其必然者也。然必生煮汁饮之,则气善升发,而后能遂其条达之用也。麦芽具升发之性,实兼消化之力。其尤善消化可知。故用麦芽生发肝气者,必与参芪诸药并用,而后有益无损。"

又谓:"土爱稼穑,稼穑作甘,百谷味甘属土,故能补益;而百谷之芽,又皆属木,故能疏通。"

张氏认为麦芽生用善升脾,故在治疗胃脘疼闷的调养脾胃剂中,在治疗胃气不降时均用本品以升脾,并认为"麦芽生用善于升达肝气",在指出与柴胡的升提作用的不同时云:"至于麦芽只能升肝,实无妨胃气下降,盖其萌芽发生之性与肝木大同相求,故能宣通肝气之郁结,使之解而自然上升,非若柴胡之纯于升提。"

柴胡　　橘皮

【单味药功用】

柴胡　略。

橘皮　又名陈皮,以陈久者为佳,故称陈皮。为芸香科常绿小乔木植物橘 *Citrus reticulata* Blanco 及其栽培变种的成熟果皮。味辛、苦,性温。归脾、肺经。本品辛行温通,有行气止痛、健脾和中之功。又因味苦燥湿,故寒湿阻中的脾胃气滞,脘腹胀痛、恶心呕吐、泄泻者，用之尤为适宜，既能燥湿化痰，又能温化寒痰，且辛行苦泄而能宣肺止咳，又为治痰之要药。用于湿痰、寒痰咳嗽的治疗。

【伍用功能】

柴胡疏肝解郁、升阳举陷，《本经》谓："至肠胃中饮食积聚，能推陈出新。"橘皮辛行苦泄，理气健脾燥湿化痰；柴胡能助脾气之升，橘皮能助胃气之降。二药合用，一升一降，行气健脾、升清降浊。

【主治】

1.气郁成鼓胀，兼治脾胃虚而且郁，饮食不能运化。

2.因肝气不舒，木郁克土，致胃气不能升降，胸中满闷、常常短气。

【常用量】

柴胡：一钱半至二钱。

橘皮：二钱。

柴 胡　　桂 枝

【单味药功用】

柴胡　略。

桂枝　略。

【伍用功能】

柴胡疏肝解郁、升阳举陷；桂枝力善宣通，升大气、降逆气、散邪气。柴桂相伍，皆为疏肝妙品，升脾气、疏肝气，其功益彰。

【主治】

1.胸中大气下陷，又兼气分郁结者。

2.因肝气不舒，木郁克土，致脾胃之气不能升降，胸中满闷、常常短气。

【常用量】

柴胡：一钱半。

桂枝：一钱半。

海螵蛸　　茜草

【单味药功用】

海螵蛸　又叫乌贼骨。其形如海螵，且出于海中，故名海螵蛸。为乌贼科动物无针乌贼 *Sepiella maindroni de* Rochebrune 或金乌贼 *Sepia esculenta* Hoyle 的内壳。味咸、涩，性微温。归肝、肾经。本品温涩收敛，内服有固精止带、收敛止血作用，可用于遗精带下、崩漏下血、吐血、便血及外伤出血。其制酸止痛作用，可用于胃痛吐酸。外用能收湿敛疮，用于湿疮、湿疹、溃疡不敛等。

茜草　又叫茜草根。为茜草科多年生草本植物茜草 *Rubia cordifolia* L. 的根及根茎。味苦性寒。归肝经。本品苦寒泄降，专入肝经，既能凉血止血，又能活血散瘀通经，用于血热夹瘀的出血证，如吐血、衄血、崩漏、尿血、便血、血瘀经闭及跌打损伤、风湿痹痛等。

【伍用功能】

海螵蛸收敛止血、止泻、固精止带，又能消瘀；茜草凉血止血、行瘀通经。二药虽为开通之品，而实具收涩之力；海螵蛸以收为主，茜草以行为要，二药伍用，一涩一散，一止一行，动静相合，相反相成，化其凝滞而兼能固其滑脱，共收止血而不留瘀、活血而不耗血之妙。

【主治】

1. 妇女血崩，经水行时多而且久，过期不止或不时漏下者。

2. 血淋及溺血，大便下血，小便频数疼涩，遗精白浊。

3. 妇女赤白带下。

【常用量】

海螵蛸：三钱至四钱（去净甲，捣细用）。

茜草：二钱至三钱。

【张锡纯用药经验】

海螵蛸、茜草伍用，出自《素问·腹中论》四乌贼骨一芦茹丸，治伤肝之病，时时前后血。方用乌贼骨四、芦茹一，丸以雀卵，如小豆大，每服五丸，鲍鱼汤送下。乌贼骨即海螵蛸，芦茹即茜草，详阅诸家本草，载此二药之主治，皆谓其能治崩带，是与《内经》用二药之义相合也。

忆在籍时，曾治沧州黄姓妇人，患血崩甚剧。其脉象虚而无力，遂重用黄芪、白术，辅以龙骨、牡蛎、山茱萸诸收涩之品，服后病稍见愈，遂即原方加海螵蛸四钱，茜草二钱，服后其病顿愈，而分毫不见血矣。愚于斯深知二药止血之能力，遂拟得安冲汤、固冲汤二方，于方中皆用此二药，登于处方编中以公诸医界。

至于海螵蛸、茜草之治带证，愚亦有确实经验。初临证时，以妇女之带证原系微末之疾，未尝注意，后治一妇人，因病带已不起床，初次为疏方不效，后于方中加此二药遂大见效验，服未十剂，脱然全愈。于斯愚拟得清带汤方，此二药与龙骨、牡蛎、山药并用，登于处方编中为治带证的方。后在沧州治一媪年近六旬，患带下赤白相兼，心中发热，头目眩晕，已半载不起床矣。诊其脉甚洪实，遂于清带汤中加苦参、龙胆草、白头翁各数钱，连服八剂全愈，心热眩晕亦愈。

又治本邑一少妇，累年多病，身形羸弱，继又下白带甚剧，屡经医治不效。诊其脉迟弱无力，自觉下焦凉甚，亦治以清带汤，为加干姜六钱，鹿角胶三钱，炙甘草三钱，连服十剂全愈。统以上经验观之，则海螵蛸、茜草之治带下不又确有把握哉，至其能消癥痕与否，因未尝单重用之，实犹欠此经验而不敢遽定也。

张氏治邻村星马村刘氏妇，月信月余不止，病家示以前服之方，即拙拟安冲汤去海螵蛸、茜草也，遂于原方中加此二药，服一剂即愈。俾再服一剂以善其后。病家因疑而问曰："所加之药如此效验，前医者如何去之？"答曰："此医者转是细心人，彼盖见此二药有消癥痕之说，因此生疑，而平素对于此二药又无确实经验，是以有此失也。"

十 一 画

黄芪　　三棱　　莪术

【单味药功用】

黄芪　略。

三棱　略。

莪术　略。

【伍用功能】

黄芪补气固元、顾护气血、托疮生肌；三棱、莪术为化瘀血要药，性非猛烈而建功甚速，既善破血，尤善调气，能使一身气血畅通，瘀滞尽去。三棱化血之力优，莪术行气之功强，张氏谓："二者相近和平，而以治女子瘀血，虽坚如铁石亦能徐徐消除。"三药并用，补破双施，补而不滞，破而无损，开胃健脾，脾胃健壮，运化药力，补气化瘀，破血消癥，善理肝胆之郁，善开至坚之结。

【主治】

1.虚劳，肌肤甲错，形体羸瘦，饥食不壮肌力。

2.腿疼、臂疼因气虚者，亦治腰疼。

3.妇女经闭不行，或产后恶露不尽，结为癥瘕，以致阴虚作热，阳虚作冷，食少劳嗽，虚证沓来。亦治室女月经血枯。一切脏腑癥瘕，积聚气郁，脾弱，满闷，痞胀，不能饮食。

4.瘰疬。

【常用量】

黄芪：三钱至四两（生用）。或水煎，或研末为丸。

三棱：一钱至二两。或水煎，或研末为丸。

莪术：一钱至二两。或水煎，或研末为丸。

【张锡纯用药经验】

张氏认为："三棱、莪术，若治陡然腹胁疼痛，由于气血凝滞者，可但用三棱、莪术，不必以补药佐之；若治瘀血积久过坚硬者，原非数剂所能愈，必以补药佐之，方能久服无弊。或用黄芪六钱，三棱、莪术各三钱，或减黄芪三钱，加野台党参三钱，其补破之力皆可相敌，不但气血不受伤损，瘀血之化亦较速，盖人之气血壮旺，愈能驾驭药力以胜病也。"

他又认为："尝权衡黄芪之补力，与三棱、莪术之破力，等分用之原无轩轻。尝用三棱、莪术各三钱，治脏腑间一切癥瘕积聚，恐其伤气，而以黄芪六钱佐之，服之数十剂，病去而气分不伤，且有愈服愈觉强壮者。若遇气分虚甚者，才服数剂，即觉气难支持，必须加黄芪，或减三棱、莪术，方可久服。盖虚极之人，补药难为功，而破药易见过也。若其人气壮而更兼郁者，又必须多用三棱、莪术，或少用黄芪，而后服之不至满闷。"

锡纯又云："从来医者调气行血，习用香附而不习用三棱、莪术。盖以其能破癥瘕，遂疑其过于猛烈。而不知能破癥瘕者，三棱、莪术之良能，非二药之性烈于香附也。愚精心考验多年，凡习用之药，皆确知其性情能力。若论耗散气血，香附犹甚于三棱、莪术。若论消磨癥瘕，十倍香附亦不及三棱、莪术也。且此方（理冲汤）中，用三棱、莪术以消冲中瘀血，而即用参、芪诸药，以保护气血，则瘀血去而气血不至伤损。且参、芪能补气，得三棱、莪术以流通之，则补而不滞，而元气愈旺。元气既旺，愈能鼓舞三棱、莪术之力以消癥瘕，此其所以效也。"

黄芪　干姜

【单味药功用】

黄芪　略。

干姜　略。

【伍用功能】

周身之热力，借心肺之阳，为之宣通，心肺之阳，尤赖胸中大气，为之保护，大气一陷，则心肺阳分素虚者，至此而益虚。黄芪升大气、补脾气；干姜辛甘化阳，扶助脾阳。二药相伍，相助为用，气升阳运，寒饮自去。

【主治】

1. 心肺阳虚，大气又下陷者，其人心凉，常常短气。

2. 寒饮杜塞胃脘，饮食不化。

【常用量】

黄芪：八钱（生用）。

干姜：六钱。

【张锡纯用药经验】

一童子，年十三四，心身俱觉寒冷，饮食不化，常常短气，无论服何热药，皆分毫不觉热。其脉微弱而迟，右部兼沉。知其心肺阳分虚损，大气又下陷也。为制此汤（回阳升陷汤：生黄芪八钱，干姜六钱，当归身四钱，桂枝尖三钱，甘草一钱），服五剂，短气已愈，身心亦不若从前之寒凉。遂减桂枝之半，又服数剂全愈。俾停药，日服生硫黄分许，以善其后。

一人，年五十余。大怒之后，下痢月余始愈。自此胸中常觉满闷，饮食不能消化。数次延医服药，不外通利气分之品，即间有温补脾胃者，亦必杂以破气之药，愈服病愈增重。后愚诊视，其脉沉细微弱，至数甚迟。询其心中，常有觉冷之时，知其胸中大气下陷，兼上焦阳分虚损也。遂投以此汤（回阳升陷汤），十剂全愈。后因怒病又反复，医者即愚方加厚朴二钱，服后少腹下坠作疼，彻夜不能寐，复求为诊治，仍投以原方而愈。

一妇人年近五旬，常觉短气，饮食减少，屡延医服药，或投以宣通，或投以升散，或投以健补脾胃兼理气之品，皆分毫无效。浸至饮食日减，羸弱不起，奄奄一息，病家亦以为不治之证。后闻愚在邻村屡救危险之证，延为诊视。其脉弦细欲无，频吐稀涎，心中觉有物杜塞，气不上达，知为寒饮凝结。投以理饮汤，方中干姜改用七钱，连服三剂，胃口开通，又觉呼吸无力，遂于方中加生黄芪三钱，连服十剂全愈。

黄芪　　山茱萸

【单味药功用】

黄芪　略。

山茱萸　略。

【伍用功能】

黄芪补气升阳、健脾益肺、固表；山茱萸大能收敛元气、补益肝肾、固涩滑脱，因得木气最厚，收涩之中兼具条畅之性，故又能通利九窍、流通血脉。前者甘温升发，以补气升阳举陷为主；后者味酸收敛，以补益肝肾固涩为要。二药伍用，相互促进，益气固肾、敛阴止汗、救亡固脱、固冲任力量增强。

【主治】

1. 糖尿病。

2. 脾气虚极下陷，小便不禁，或大气下陷等证。

3. 妇女血崩。

【常用量】

黄芪：四钱至一两（生用）。

山茱萸：四钱至八钱（去净核）。

【张锡纯用药经验】

山茱萸，张氏认为："敛正气而不敛邪气，与他酸敛之药不同，是以《内经》谓其逐寒湿痹也。其核与肉之性相反，用时务须将核去净。近阅医报有言核味涩，性亦主收敛，服之恒使小便不利，椎破尝之，果有涩味者，其说或可信。"

又其族弟某，年四十八，大汗淋漓，数日不止，衾褥皆湿，势近垂危，询方于愚。俾用净山茱萸二两，煎汤饮之，其汗遂止。翌晨迎愚诊视，其脉沉迟细弱，而右部之沉细尤甚，虽无大汗，遍体犹湿。疑其胸中大气下陷，询之果觉中气不上升，有类巨石相压，乃恍悟前次之大汗淋漓，实系大气陷后，卫气无所统摄而外泄也。遂用生黄芪一两，山茱萸、知母各三钱，一剂胸次豁然，汗亦尽止，又服数剂以善其后。

按：此证若非胸中大气虚陷，致卫外之气无所统摄而出汗者，投以生黄芪一两，其汗出必愈甚，即重用炙黄芪汗出亦必愈甚也。

黄芪 山药

【单味药功用】

黄芪 略。

山药 略。

【伍用功能】

黄芪补肺气升元气，以益肾水之源，使气旺自能生水；山药以壮真阴之渊源，且补脾固肾，色白入肺，润肺生水，即以止渴也。二药参合，金水相生，肺肾双补，益气养阴、补脾固肾之功益著。

【主治】

1. 虚劳，脉弦数细微，或咳逆，或喘促，或精气不固。

2. 消渴。

【常用量】

黄芪：四钱至五钱（生用）。

山药：四钱至一两（生用）。

黄芪 马钱子

【单味药功用】

黄芪 略。

马钱子 又称番木鳖，为马钱科木质大藤本植物云南马钱 *Strychnos pierriana* A.W.Hill 或马钱 *S. nux-uomica* L. 的成熟种子。冬季果实成熟时采，取出种子，晒干，炮制后入药。味苦性寒，有大毒。归肝、脾经。本品散结消肿、通络止痛，用于跌打损伤、痈疽肿痛、风湿顽痹、麻木瘫痪等症的治疗。近代临床以本品治重症肌无力，开始每日服0.45g，分三次服，逐渐增至每日1～1.2g，有一定疗效。内服宜制，多入丸散，日服0.3～0.6g。外用适量，研末调涂。

使用注意：内服不可多服久服，且需砂烫至鼓起并呈棕褐色或深棕色方可入药。孕妇禁用。过量中毒可引起肢体颤动、惊厥、呼吸困难，甚至昏迷。

【伍用功能】

黄芪大补元气，元气充盛，则能助血上行；马钱子开通经络，透达关节。二药伍用，一温一寒，一补一散，一气一血，补气通络。

【主治】

肢体痿废偏枯，脉象极微细无力，服药久不愈者。

【常用量】

黄芪：四钱至二两（生用）。

马钱子：二分至三分（法制），分两次送服。

【张锡纯用药经验】

若其脉强有力而痿废者，即脑充血之证，《内经》谓："血菀于上，为薄厥也。"张氏言此证初起最忌黄芪，误用之即凶危立见，宜用镇坠收敛之品。

张氏谓："马钱子即番木鳖，其毒甚烈，而其毛与皮尤毒。然制之有法，则有毒者可至无毒。而其开通经络、透达关节之力，实远胜于他药也。"

制马钱子法：将马钱子先去净毛，水煮两三沸即捞出。用刀将外皮皆刮净，浸热汤中，旦暮各换汤一次，浸足三昼夜，取出。再用香油煎至纯黑色，掰开视其中心微有黄意，火候即到，将马钱子捞出，用温水洗数次，将油洗净。再用沙土同入锅内炒之。土有油气，换土再炒，以油气尽净为度。

李灵巧指出，由于马钱子中有效成分士的宁易产生蓄积中毒现象，而且病象危重，宜及时处理，因此，临证掌握马钱子中毒指征显得尤为重要。由于马钱子对整个中枢神经系统均有兴奋作用，并且首先兴奋脊髓的反射功能及提高大脑皮层感觉中枢的兴奋性，故早期易出现面肌抽搐、颞颌关节活动不利，继而又出现躁动不安、咽下困难、心动徐缓、血压轻度升高、呼吸轻度加快等症状和体征，应立即停药，否则会出现身体伸肌与屈肌极度收缩而出现强直性惊厥，即所谓角弓反张，继而呼吸肌痉挛收缩，呼吸停止于最大吸气状态，惊厥反复发作，患者往往因窒息而死亡。因此，服用马钱子制剂应重视马钱子的蓄积中毒现象，密切观察患者的面肌及生命体征，一旦出现中毒症状，立即停药抢救。

抢救措施：①早期：停药服用凉白开水 400mL 即可。②中晚期：此期患者已出现强直性惊厥，可静注戊巴比妥钠 0.3～0.4g 以对抗或用较大量水合氯醛保留灌肠，如呼吸肌麻痹，须行人工呼吸。如系口服中毒患者，惊厥停止后以 0.1% 高锰酸钾溶液洗胃，并应用支持疗法以改善心脑血氧和营养血量供应，并给予大剂量维生素 C 合 10% 葡萄糖静脉点滴，以缓解肝脏中毒情况。

李氏还指出：马钱子的治疗量和中毒量非常接近，故应注意以下几个方面：①马钱子炮制应严格要求，否则极易产生中毒现象，尤其是毛与皮须刮净。②马钱子应用宜从小剂量开始，逐渐加重，待轻触颞颌关节有搐搦或有蚁行感、灼热感或皮内窜痛时为宜，否则其效不佳，煎剂应从 0.3g 开始，而散剂宜从 0.05～0.1g 开始为宜，外洗方可从 3g 开始。③服用马钱子制剂宜卧服，服后应减少户外活动，并密切注意观察面肌及生命体征。④高血压（包括动脉硬化）、破伤风、突眼性甲亢、癫痫持续状态及肝肾功能不全者忌用。

黄芪　　牛膝

【单味药功用】

黄芪　略。

牛膝　略。

【伍用功能】

黄芪补大气，兼能升气，盖大气旺，则全体充盛，气化流通；牛膝善引气血下行，补肝肾、强筋骨、活血祛瘀、舒筋通络、通淋利尿。黄芪以补气活血治肢体痿废为主，牛膝以引血下行降低血压为要，二药参合，一升一降，相互制约，补气活血，引血下行，降血压甚效。

【主治】

肢体痿废（张氏认为因脑部充血以致肢体痿废，迨脑充血治愈，脉象和平，而肢体仍痿废者）。

【常用量】

黄芪：四钱至六钱（生用）。

牛膝：四钱至六钱（以用怀牛膝为佳）。

【张锡纯用药经验】

张氏认为："按脑充血证，最忌用黄芪，因黄芪之性补而兼升，气升则血必随之上升，致脑中之血充而益充，排挤脑中血管可至溢血，甚或至破裂而出血，不可救药者多矣。至将其脑充血之病治愈，而肢体之痿废仍不愈者，皆因其经络瘀塞血脉不能流通也。此时欲化其瘀塞，通其血脉，正不妨以黄芪辅之，特是其脑中素有充血之病，终嫌黄芪升补之性能助血上升，故方中仍加生赭石、牛膝，以防血之上升，即所以监制黄芪也。又虑黄芪性温，温而且补，即能生热，故又重用花粉以调剂之也。"

张氏谓："诚以牛膝善引上部之血下行，为治脑充血证无上之妙品。"

黄芪　　升麻　　柴胡

【单味药功用】

黄芪　略。

升麻　为毛茛科多年生草本植物大三叶升麻 *Imicifuga heracleifolia* Kom. 或兴安升麻（北升麻）*Cimicifuga dahurica*（Tucz.）Maxim. 和升麻 *Cimicifuga foetida* L. 的根茎。味辛、甘，性微寒。归肺、脾、胃、大肠经。本品性能升散，清热解毒，用于风热头痛、麻疹不透、阳明胃热所致的齿痛口疮、咽喉肿痛、痄腮丹毒，以及外感疫疠、阳毒发斑。本品还能升举清阳之气，用于治疗中气下陷所致的气短、乏力、久泻、脱肛、子宫脱垂及崩漏不止等症。

柴胡　略。

【伍用功能】

黄芪性温而升，补气升阳，益卫固表，利水消肿，托疮生肌；升麻辛甘微寒，发表透疹，清热解毒，升阳举陷；柴胡苦辛微寒，透表泄热，疏肝解郁，升举阳气。黄芪以补胸中大气上升为首，升麻以引阳明清气上行为主，柴胡以升少阳清气上行为要。黄芪行气于中，升麻行气于右，柴胡行气于左。三药参合，升提之力甚大。

【主治】

1. 胸中大气下陷，气短不足以息，或努力呼吸，有似乎喘；或气息将停，危在顷刻。其兼证，或寒热往来，或咽干作渴，或满闷怔忡，或神昏健忘，种种病状，诚难悉数。其脉象沉迟微弱，关前尤甚。其剧者，或六脉不全，或参伍不调。

2. 中气不足，气虚下陷所引起的脱肛、子宫脱垂、胃下垂，以及崩中带下、小便不禁诸症。

3. 清阳下陷所引起的泄泻。

4. 转胞，小便淋漓不通，偶因呕吐咳逆，或侧卧欠伸，可通少许。

【常用量】

黄芪：六钱至一两（生用）。

升麻：一钱至钱半。

柴胡：钱半至二钱。

【张锡纯用药经验】

黄芪、升麻、柴胡伍用，出自《脾胃论》补中益气汤、《医学衷中参西录》升陷汤。张锡纯创立升陷汤，对于三者伍用之理，张氏谓："以黄芪为主者，因黄芪既善补气，又善升气。与胸中大气有同气相求之妙用。柴胡为少阳之药，能引大气之陷者自左上升。升麻为阳明之药，能引大气之陷者自右上升。"

黄芪　　丹参

【单味药功用】

黄芪　略。

丹参　略。

【伍用功能】

黄芪补气升阳、温补肌肉、托疮生肌；丹参活血化瘀、凉血消痈。二药并书，一气一血，一补一活，补而不滞，补气化瘀通络、托疮生肌。

【主治】

1. 虚劳，肌肤甲错，形体羸瘦，饮食不壮筋力。

2. 经络受寒，四肢发搐，妇女多有此证。

3. 身形软弱，肢体渐觉不遂，或头重目眩，或神昏健忘等上气不足之证。

4. 瘰疬疮疡破后，气血亏损不能化脓生肌，或其疮数年不愈，外边疮口甚小，里边溃烂甚大，且有串至他处不能敷药者。

【常用量】

黄芪：四钱至四两（生用）。

丹参：三钱至一两半。

【张锡纯用药经验】

黄芪疗疮疡，张氏曾言："至黄芪必用生者，因生用则补中有宣通之力，若炙之则一于温补，固于疮家不宜也。"

黄芪　　甘草

【单味药功用】

黄芪　略。

甘草　略。

【伍用功能】

黄芪补气益肺、益卫固表、托疮生肌；甘草得土气最全，益气补中、清热解毒。二药伍用，补气益肺、解毒生肌。

【主治】

1.肺有劳病或尪羸少气，一切肺金虚损之病。

2.瘰疬疮疡破后，气血亏损不能化脓生肌者。

【常用量】

黄芪：三钱至四两（生用）。

甘草：二钱至二两（生用）。

【张锡纯用药经验】

又醒脾升陷汤中，张氏将生黄芪与炙甘草伍用以升补脾气，配合补肾固涩止遗诸药治疗脾气虚极下陷，小便不禁。

黄芪　　石膏

【单味药功用】

黄芪　略。

石膏　略。

【伍用功能】

黄芪性温，补气升阳、益卫固表，善治胸中大气下陷；石膏凉而能散，透表解肌，外感实热用之，直胜金丹。黄芪以补肺之阳，石膏以清肺之热，二药相伍，一补一清，一升一散，一温一寒，寒温相调，补气益阳，清肺宁嗽。

【主治】

1. 肺有劳病，薄受风寒即喘嗽，冬时益甚者。

2. 大气下陷兼伏气化热之证。

【常用量】

黄芪：四钱至六钱（生用）。

石膏：四钱至一两（捣细，生用）。

【张锡纯用药经验】

张氏黄芪膏治肺有劳病，外受风寒即喘嗽，冬时益甚者。其制法张氏也论述甚详："上药六味，先将黄芪、石膏、茅根煎十余沸去渣，澄取清汁二杯，调入甘草、山药末同煎，煎时以箸搅之，勿令二末沉锅底，一沸其膏即成。再调入蜂蜜，令微似沸，分三次温服下，一日服完，如此服之，久而自愈。然此乃预防之药，喘嗽未犯时，服之月余，能被除病根。"

又云："或问：凡药之名膏者，皆用其药之原汁，久经熬炼而成膏。今仅取黄芪、石膏、茅根之清汁，而调以山药、甘草之末与蜜，以成膏者何也？答曰：古人煎药，皆有火候，及药之宜先入、后入，或浸水掺入，及药之宜汤、宜膏、宜丸、宜散之区别，然今人不讲久矣。如此方黄芪、茅根过炼，则宣通之力微，石膏过炼，则清凉之力减，此三味所以不宜熬膏也。然犹恐药入胃之后，由中焦而直趋下焦，其力不能灌注于肺，故加山药、蜂蜜之润而黏，甘草之和而缓者，调入成膏。使人服之，能留恋胃中不遽下，俾其由胃输脾，由脾达肺也。"

黄芪　　龙骨　　牡蛎

【单味药功用】

黄芪　略。

龙骨　略。

牡蛎　略。

【伍用功能】

黄芪补大气、疏肝气、升清阳；龙、牡镇肝敛冲、安魂定魄、收敛固涩；况龙骨善化瘀血，牡蛎善消坚结，二者敛正气而不敛邪气，开通化滞寓于收敛之中，可防黄芪升补致气血妄行之弊，又可辅黄芪收摄大气之力，还可使血之未离经者，永安其宅，血之已离经者，尽化其滞，可谓一举三得。三药并用，升补与固涩并存，开通并收敛兼容，其补气疏肝、消癥软坚、升陷止遗、固冲止血之功益彰。

【主治】

1. 胸中大气下陷，胁下撑胀，或兼疼者。

2. 脾气虚极下陷，小便不禁。

3. 妇女经水行时多而且久，过期不止或不时漏下，或血崩证。

【常用量】

黄芪：四钱至一两（生用）。

龙骨：四钱至一两（生用或煅用，捣细）。

牡蛎：四钱至一两（生用或煅用，捣细）。

【张锡纯用药经验】

锡纯云："或问：龙骨、牡蛎为收涩之品，兼胁下胀疼者，何以加此二药？答曰：胁为肝之部位，胁下胀疼者，肝气之横恣也，原当用泻肝之药，又恐与大气下陷者不宜。用龙骨、牡蛎，以敛戢肝火，肝气自不至横恣，此敛之即以泻之，古人治肝之妙术也。且黄芪有膨胀之力，胀疼者原不宜用，有龙骨、牡蛎之收敛，以缩其膨胀之力，可放胆用之无碍，此又从体验而知者也。"

有云："尝治一少妇，经水两月不见，寒热往来，胁下作疼，脉甚微弱而数至六至。询之常常短气，投以理郁升陷汤（生黄芪六钱，知母三钱，当归身三钱，桂枝尖钱半，柴胡钱半，乳香不去油三钱，没药不去油三钱），加龙骨、牡蛎各五钱，为脉数又加玄参、生地、白芍各数钱，连服四剂。觉胁下开通，瘀血下行，色紫黑，自此经水调顺，诸病皆愈。盖龙骨、牡蛎性虽收涩，而实有开通之力，《本经》谓龙骨消癥瘕，而又有牡蛎之咸能软坚者以辅之，所以有此捷效也。"

妇女血崩证的治疗，龙、牡独用煅者，张氏意在"因煅之则收涩之力较大，欲借之以收一时之功也"，其治疗机理更是论之甚详："或问：血崩之证，多有因其人暴怒，肝气郁结，不能上达，而转下冲肾关，致经血随之下注者，故其病俗亦名之曰气冲。兹方（固冲汤）中多用涩补之品，独不虑于肝气郁者有妨碍乎？答曰：此证虽有因暴怒气冲而得者，然当其血大下之后，血脱而气亦随之下脱，则肝气之郁者，转可因之而开。且病急则治其标，此证诚至危急之病也。若其证初得，且不甚剧，又实系肝气下冲者，亦可用升肝理气之药为主，而以收补下元之药辅之也。"天津二区，徐姓妇人，年十八岁，得血崩证。病因：家庭不和，激动肝火，因致下血不止。证候：初时下血甚多，屡经医治，月余血虽见少，而终不能止，脉象濡弱，而搏近五至，呼吸短气，自觉当呼气外出之时，稍须努力，不能顺呼吸之自然，过午潮热，然不甚剧。诊断：此胸中大气下陷，其阴分兼亏损也。为其大气下陷，所以呼气努力，下血不止，为其阴分亏损，所以过午潮热，宜补其大气，滋其真阴，而兼用升举固涩之品方能治愈。处方：生黄芪一两，白术（炒）五钱，大生地一两，龙骨（煅捣）一两，牡蛎（煅捣）一两，天花粉六钱，苦参四钱，黄柏四钱，柴胡三钱，海螵蛸（去甲）三钱，茜草二钱。西药麦角中者一个，搀糖五分，共研细，将中药煎汤两大盅，分两次服，麦角末亦分两次送服。效果：煎服一剂，其血顿止，分毫皆无，短气与潮热皆愈。再为开调补气血之剂，俾服数剂以善其后。

黄芪　　龙眼肉

【单味药功用】

黄芪　略。

龙眼肉　略。

【伍用功能】

气能生血，气旺则血亦不虚，黄芪大补元气，元气充盛，则能助血上行，营养脑髓；龙眼肉味甘色赤，多含津液，补益心脾、养血安神。二药配伍，补气养血、摄血。

【主治】

1. 身形软弱，肢体渐觉不遂，或头重目眩，或神昏健忘（张氏认为脑贫血病也）。

2.大便下血或产后下血。

【常用量】

黄芪：一两至二两（生用）。

龙眼肉：五钱至一两。

黄芪　　生地黄

【单味药功用】

黄芪　略。

生地黄　略。

【伍用功能】

黄芪为气分之主药，补气更能升气，且有益肺之功；生地黄清热凉血、养阴生津。黄芪功擅升脾气散精以达肺，生地黄效能助肾阴上潮以润肺。二药配伍，一温一寒，一气一血，温凉相济，燮理阴阳，补气益肺，养阴生津。

【主治】

1.尪羸少气，肺痿失音，肺金虚损。

2.消渴。

3.妇女寒热往来或月事不调，经水短少。

【常用量】

黄芪：三钱至五钱（生用）。

生地黄：五钱至一两。

【张锡纯用药经验】

张氏认为："冯氏谓地黄大补肾中元气之说，非尽无凭。盖阴者阳之守，血者气之配，地黄大能滋阴养血，大剂服之，使阴血充足，人身元阳之气，自不至上脱下陷也。"

黄芪　　生麦芽

【单味药功用】

黄芪　略。

生麦芽　略。

【伍用功能】

黄芪补肝脾，升大气，为补肝之主药；张氏认为："黄芪之性温而能升，而脏腑之中秉温升之性者肝木也，是以各脏腑气虚，黄芪皆能补之，而以补肝经之气虚，实更有同气相求之妙。"生麦芽性善升发，与肝同气相求，疏肝解郁、条达肝气，为疏肝妙品。黄芪擅长补肝脾，麦芽善于升肝脾，二者并伍，一补一升，且补中有升，补升同调，补肝脾、疏肝气、升清阳，其效益彰。

【主治】

1.肝气不舒，木郁克土，致脾胃之气不降，胸中满闷，常常短气。

2.胁疼之肝气虚弱者。

3.胃脘疼闷。

【常用量】

黄芪：三钱至五钱（生用）。

生麦芽：二钱至三钱。

黄芪　　白术

【单味药功用】

黄芪　略。

白术　略。

【伍用功能】

黄芪补气升阳、益卫固表、利水消肿，托疮生肌；白术具土德之全，为后天资生之要药，补气健脾、燥湿利水、固表止汗、安胎。白术健脾之功，能助黄芪资生大气；黄芪升调之性，可防白术填生壅滞。黄芪以补大气、固皮毛为主；白术以健脾胃、实肌肉为要。二者相伍，相须为用，相辅相成，相得益彰，补气健脾、益卫固表。

【主治】

1.脾气虚极下陷。或肝郁脾弱，不能饮食。

2.治破伤后预防中风，或已中风而瘛疭，或因伤后房事不成以致中风，或历节风证。

3.痿废。

4.妇女经闭不行或经水行时多而且久，过期不止或不时漏下或血崩。

5.脾胃损伤之黄疸。

【常用量】

黄芪：二钱至一两（生用）。

白术：二钱至一两（生用或炒用）。

黄芪　　白芍

【单味药功用】

黄芪　略。

白芍　略。

【伍用功能】

黄芪补气升阳、利水消肿；白芍滋阴养血、退热除烦，能收敛上焦浮越之热下行自小便泻出，为阴虚有热，小便不利之要药。前者以升补气化为主，后者以滋阴利便佐之，故张氏云："黄芪补助气分，气分壮旺，益能运化药力。犹恐黄芪性热，与淋证不宜，故又加芍药以解热滋阴，而芍药之性，又善引诸药之力至膀胱也。"二药伍用，温凉相济，补气升提，滋阴清热，善利小便。

【主治】

气淋、石淋。

【常用量】

黄芪：五钱至八钱（生用）。

白芍：三钱至六钱。

黄芪　　玄参

【单味药功用】

黄芪　略。

玄参　略。

【伍用功能】

黄芪补气之功最优，既能大补肺气，以益肾水之源，使气旺自能生水，又能大补脾胃之气，以生血；玄参入肺以清肺家之燥热，清热凉血、泻火解毒，又善滋阴，兼有补性，能壮真阴之渊源。二者伍用，温补、凉润相济，补气、滋阴、清热。

【主治】

1. 虚劳，脉弦数或细数。

2. 少乳，气血虚者。

3. 大气下陷兼消食。

【常用量】

黄芪：四钱至一两（生用）。

玄参：四钱至六钱。

【张锡纯用药经验】

玄参，《本经》谓："主腹中寒热积聚，女人产乳余疾，补肾气，令人目明。"

张氏谓："因其性凉不寒，又善滋阴，且兼有补性，故产后血虚生热及产后寒温诸证，热入阳明者用之最宜。"

一妇人产后四五日，大汗淋漓，数日不止，形势危急，气息奄奄，其脉微弱欲无。问其短气乎？心中怔忡且发热乎？病人不能言而颔之。知其大气下陷，不能吸摄卫气，而产后阴分暴虚，又不能维系阳分，故其汗若斯之脱出也。遂用生黄芪六钱，玄参一两，净山萸萸，生杭白芍各五钱，桔梗二钱，一剂汗减，至三剂诸病皆愈。从前五六日未大便，至此大便亦通下。

黄芪　　当归

【单味药功用】

黄芪　略。

当归　略。

【伍用功能】

黄芪补气升阳、益卫固表、利水消肿、托疮生肌，张氏谓："黄芪不但补气，实兼能治大风也。又善治肢体痿废，其升补之力，尤善治流产崩带。"当归补血、活血，调经止痛、宣通气分。黄芪性温升发，同气相求以补肝气，当归性温液浓，养血柔肝以复肝气；黄芪得当归之宣通使气血各有所归，当归借黄芪之升补使气旺而能血活。二药并用，一气一血，气血兼治，相互促进，相辅相成，相得益彰，内润脏腑，外运肌表，补气生血活血，和血息风，补肝调肝，调经固崩。

【主治】

1.胸中大气下陷，又兼气分郁结，经络湮瘀者。或经络受寒，四肢发搐。

2.痹病。因气虚所致的腿疼、臂痛、腰痛等。

3.中风抽掣及破伤后受风抽掣者或产后受风发搐。

4.历节风证，周身关节皆疼，或但四肢作疼，足不能行步，手不能持物。

5.身体软弱，肢体渐觉不遂，或头重目眩，或神昏健忘，或肢体痿废，或偏枯，脉象极微细无力者。

6.妇女月事不调，经水短少或乳少由于气血虚者，或妇女阴挺，肝气虚弱，郁结不舒，或产后下血之证。

【常用量】

黄芪：三钱至五两（生用）。

当归：三钱至一两。

【张锡纯用药经验】

黄芪、当归伍用，出自李东恒《内外伤辨惑论》，名曰当归补血汤，功能补气生血，常用于血虚发热证。临床应用时除肌热、口渴喜热饮、面红外，以血虚发热、脉大而虚、重按无力为证治要点，阴虚潮热证慎用。方中重用黄芪大补脾肺之气，以资气血生化之源为君药。配伍当归甘辛而温，养血和营，为臣药，如此则阳生阴长，气旺血生，诸证自除。

《医方考》："血实则身凉，血虚则身热。或以肌困劳役，虚其阴血，则阴独治，故令肌热、目赤、面红、烦渴引饮。此证纯象伤寒白虎汤之证，但脉大而虚，非大而长，为可辨尔。《内经》所谓脉虚、血虚是也。当归味厚，为阴中之阴，故能养血，而黄芪则味甘补气者也，今黄芪多于当归数倍，而曰补血汤者，有形之血不能自生，生于无形之气故也。《内经》曰阳生阴长是之谓尔。"

张锡纯又曰："古方有补血汤，其方黄芪、当归同用，而黄芪之分量，竟四倍于当归。诚以阴阳互为之根，人之气壮旺者，其血分自易充长。"

邻村龙潭庄高姓叟，年过六旬，渐觉两腿乏力，浸至时欲眩仆，神昏健忘。恐成痿废，求为诊治。其脉微弱无力。为制此方（加味补血汤：生黄芪一两，当归五钱，龙眼肉五钱，真鹿角胶三钱，另炖同服，丹参三钱，明乳香三钱，明没药三钱，甘松二钱）服之，连进十剂，两腿较前有力，健忘亦见愈，而仍有眩晕之时，再诊其脉，虽有起色，而仍不任重按。遂于方中加野台党参、天门冬各五钱，威灵仙一钱，连服二十余剂始愈。用威灵仙者，欲其运化参、芪之补力，使之灵活也。

门人张甲升曾治一人，年三十余。于季冬负重贸易，日行百余里，歇息时，又屡坐寒地。后觉腿疼，不能行步，浸至卧床不能动转，周身筋骨似皆痿废，服诸药皆不效。甲升治以加味补血汤，将方中乳香、没药，皆改用六钱，又加净山茱萸一两。数剂后，腿即不疼。又服十余剂，遂全愈。按：加味补血汤，原治内中风之气血两亏者，而略为变通，即治腿疼如此效验，可谓善用成方者矣。

黄连　　肉桂

【单味药功用】

黄连　为毛茛科多年生草本植物黄连 *Coptis chinensis* Franch.、三角叶黄连 *Coptis deltoidea* C.Y. cheng et Hsiao 或云连 *Coptis teeta* Wall. 的根茎。味苦，性寒，归心、肝、胃、大肠经。本品清热燥湿，尤长于清中焦湿火郁结，为治湿热泻痢要药，用于胃肠湿热，泻痢呕吐、腹痛、里急后重、下利脓血等症。本品泻火解毒，尤善清心经实火，善疗疔毒，可用于热盛火炽，高热烦躁，痈疽疔毒，皮肤湿疮，耳目肿痛等。

此外，本品善清胃火、肝火，可用于胃火炽盛的呕吐，以及肝火犯胃，肝胃不和所致胁肋胀痛、呕吐吞酸等症。

肉桂 略。

【伍用功能】

黄连清热燥湿、泻火解毒；肉桂暖丹田、壮元阳、补相火、散寒凝、通血脉、平肝木。黄连苦寒而燥，善于清心火、除湿热、调胃厚肠；肉桂温热纯阳，擅长补命火、平肝木、散寒止痛。二药参合，寒热并用，相辅相成，调理阴阳，并有泻南补北、交通心肾之妙用，故又可治失眠。明·李时珍说："一冷一热，一阴一阳，阴阳相济，最得制方一妙，所以有成功而无偏胜之害也。"

【主治】

下痢或下痢数日，证属寒火凝结。

【常用量】

黄连：钱半。

肉桂：钱半（去粗皮），将药煎至数十沸再入。

【张锡纯用药经验】

黄连、肉桂伍用，名曰交泰丸。本方出于《韩氏医通》，但无方名。治心肾不交，怔忡失眠等症。

张氏将二者并伍，以治痢证，出自《医学衷中参西录》燮理汤，其适应证和治疗机理在于"痢证古称滞下，所谓滞下者，诚因寒火凝结下焦，瘀为脓血，留滞不下，而寒火交战之力又逼迫之，以使之下也。故方中黄连以治其火，肉桂以治其寒，二药等分并用，阴阳燮理于顷刻矣"。

同时，他又认为："痢证，多因先有积热，后又感凉而得，或饮食贪凉，或寝处贪凉，热为凉迫，热转不散。迨历日既多，又浸至有热无凉，犹伤于寒者之转病热也。所以，此方（燮理汤）虽黄连、肉桂等分并用，而肉桂之热，究不敌黄连之寒，况重用白药，以为黄连之佐使，是此汤为燮理阴阳之剂，而实则清火之剂也。"

黄芪　　防风

【单味药功用】

黄芪　略。

防风　略。

【伍用功能】

黄芪补气升阳、益卫固表，《本经》谓主大风；防风祛风解表、胜湿解痉、止泻止痛。黄芪甘温，升补大气固表扶正；防风辛散，宣通祛风、解表驱邪。二药伍用，黄芪得防风之疏散而不恋邪，防风得黄芪之扶正而不散泄。二者散中寓补，补中兼疏，补气固表祛风。

【主治】

1. 伤寒有汗。

2. 破伤后预防中风，或已中风而瘛疭，或因伤后房事不戒以致中风。

3. 产后受风发搐。

【常用量】

黄芪：三钱至一两（生用）。

防风：钱半至三钱。

【张锡纯用药经验】

黄芪、防风伍用，选自《王旭高医书六种》玉屏风散。治气虚表弱，自汗不止者；风邪久留而不散者亦宜。李东恒曰："黄芪得防风而功益大，乃相畏而相使也。"王晋三《古方选注》曰："黄芪性钝，防风性利。钝者受利者之制耳。惟其受制，乃随防风周卫于身，而固护表气耳。"防风、黄芪各等份，《医宗金鉴》谓之防风黄芪汤。治中风不能言，脉迟而弱者。柯琴曰："夫风者，百病之长也。邪风之至，急如风雨，善治者治皮毛，故以防风以驱表邪。邪之所凑，其气必虚，故用黄芪以鼓舞正气。黄芪得防风，其功愈大者，一攻一补，相须相得之义也。"

张锡纯用加味桂枝代粥汤治疗伤寒有汗证时，方中黄芪、防风伍用，其治疗机理，张氏又有新意："盖人之胸中大气，息息与卫气相关……胸中大气虚损，不能吸摄卫气，直可透卫而入营矣。黄芪升补大气，以代粥补益之力，防风宣通营卫，以代粥发表之力，服后啜粥固佳，即不啜粥，亦可奏效。"

张氏曰："黄芪能补气，兼能升气，善治胸中大气下陷。《本经》谓主大风者，以其与发表药同用，能祛外风，与养阴清热药同用，更能息内风也。"

又曰："此方（和血息风汤：当归一两，生黄芪六钱，真阿胶不炒四钱，防风三钱，荆芥三钱，川芎三钱，生杭白芍二钱，红花一钱，生桃仁带皮尖捣钱半），虽治产后受风，而实以补助气血为主。盖补正气，即所以逐邪气而血活者，风又自去也。若产时下血过多或发汗过多，以致发搐者，此方仍不可用，为其犹有发表之药也。当滋阴养血，以荣其筋，息其内风，其搐自止。若血虚而气亦虚者，又当以补气之药辅之。而补气之药以黄芪为最，因黄芪不但补气，实兼能治大风也。"

黄芪　　鸡内金

【单味药功用】

黄芪　略。

鸡内金　略。

【伍用功能】

黄芪补气兼能升气，善治胸中大气下陷，利水消肿；鸡内金健脾消食，涩精止遗，生胃津，化结石，消瘀积。《医学衷中参西录》云："鸡内金，鸡之脾胃也，中有瓷石、铜、铁皆能消化，其善化瘀积可知。"黄芪升元气以止渴，内金健脾胃以生津；黄芪以补助气分、运化药力为主；内金以消瘀化积、健运脾胃为要。二药并伍，升健相依，补消相合，益气生津、消瘀化积、通淋排石。

【主治】

1. 消渴。

2. 石淋。

3. 室女月闭血枯，并治男子劳瘵，一切脏腑癥瘕、积聚、气郁、满闷、痞胀，不能饮食。

【常用量】

黄芪：三钱至八钱（生用）。

鸡内金：二钱至一两（黄色者去净砂石）。

【张锡纯用药经验】

《医学衷中参西录》谓："鸡内金不但能消脾胃之积，无论脏腑何处有积，鸡内金皆能消之，是以男子疝癖，女子癥瘕，久久服之皆能治愈。又凡虚劳之证，其经络多瘀滞，加鸡内金于滋补药中，以化其经络之瘀滞而病始可愈。至以治室女月信一次未见者，尤为要药。盖以其能助归、芍以通经，又能助健补脾胃之药，多进饮食以生血也。"

盐山龙潭庄李氏妇，年近三旬，胃脘旧有停积数年不愈，渐大如拳甚硬，不能饮食。左脉弦细，右脉沉濡，为疏方鸡内金八钱，生黄芪六钱，三棱、莪术、乳香、没药各三钱，当归、知母各四钱，连服二十余剂，其积全消。

黄芪　　知母

【单味药功用】

黄芪　略。

知母　略。

【伍用功能】

黄芪甘温，质轻升浮，补脾益肺、升阳举陷；知母苦寒，质润液浓，既升又降，养肺胃之液，滋阴降火、润燥滑肠。张氏认为："黄芪温升补气，乃将雨时上升之阳气也；知母寒润滋阴，乃将雨时四合之阴云也。二药并用，大具阳升阴应，云行雨施之妙。况黄芪大补肺气以益肾水之上源，使气旺自能生水，而知母又大能滋肺中津液，俾阴阳不至偏胜，而生水之功益普也。"以知母之凉润，济黄芪之温热，是张氏伍用的主要目的。二者配伍，一温一寒，温补凉润，相辅相成，而有益气养阴、滋阴清热、升阳之妙用。

【主治】

1. 消渴，元气不升，真阴不足者。

2. 尪羸少气，劳热咳嗽，肺金虚损之病。

3. 淋证或遗精、白浊，证属气阴两虚者。

4. 胸中大气下陷，气短不足以息，或努力呼吸，有似乎喘等症。

5. 外感病症属气阴两虚者。

6. 妇女寒热往来或月事不调，经水短少，或经闭不行等症。

7. 产后少乳，证属气血虚弱者。

8. 妇女阴挺，亦治肝气虚弱，郁结不舒。

【常用量】

黄芪：三钱至一两半（生用）。

知母：三钱至八钱。

【张锡纯用药经验】

黄芪、知母伍用，为张氏所独创，二者配伍，锡纯百用不厌，屡获良效。颇有心得："黄芪不但能补气，用之得当，又能滋阴。本村张媪年近五旬，身热劳嗽，脉数至八至，先用六味地黄丸加减煎汤服不效，继用左归饮加减亦不效。踌躇再四忽有会悟，改用生黄芪六钱，知母八钱，煎汤服数剂见轻，又加丹参、当归各三钱，连服十剂全愈。"

张氏又云："知母原不甚寒，亦不甚苦，尝以之与黄芪等分并用，即分毫不觉凉热，其性非大寒可知，又以知母一两加甘草二钱煮饮之，即甘胜于苦，其味非大苦可知。寒苦皆非甚大，而又多液是以能滋阴也。有谓知母但能退热，不能滋阴者，犹浅之乎视知母也。是以愚治热实脉数之证，必用知母，若用黄芪补气之方，恐其有热不受者，亦恒辅以知母，惟有液滑能通大便，其人大便不实者忌之。"

治大气下陷，宜与升麻、柴胡伍用，治脏腑癥瘕积聚，宜与三棱、莪术并用，治肢体痿废宜与乳香、没药、威灵仙、鹿角胶、虎骨胶同用。

黄芪　　乳香　　没药

【单味药功用】

黄芪　略。

乳香　略。

没药　略。

【伍用功能】

黄芪甘温升发，补气疏肝、补脾益肺、托疮生肌；乳香香窜性温，善透窍以理气；没药辛温微酸，善化瘀以理血。乳、没二药并用，为宣通脏腑流通经络之要药。黄芪为补气圣药，得乳、没之流通，则补而不滞，却病自易；乳没乃活络佳品，助黄芪以生肌，则活不伤正，敛疮效捷。三者并伍，气血兼顾，相互促进，补气疏肝，宣通脏腑，流通经络，活血祛瘀，消肿止痛，敛疮生肌。

【主治】

1. 肺脏损烂等症。

2. 淋证，证属气虚血瘀者。

3. 胸中大气下陷，又兼气分郁结，经络湮瘀者，或腿疼、臂疼因气虚者。

4. 肢体痿废，证属气虚血瘀者。

5. 胁疼，妇女阴挺，肝气虚弱，郁结不舒者。

6. 瘰疬。

【常用量】

黄芪：三钱至四两（生用）。

乳香：一钱至一两（生用）。

没药：一钱至一两（生用）。

【张锡纯用药经验】

黄芪之性热矣，有时转能去热。奉天安东刘仲友，年五十许。其左臂常觉发热，且有酸软之意。医者屡次投以凉剂，发热如故，转觉脾胃消化力减，其右脉如常，左脉微弱，较差于右脉一倍，询其心中不觉凉热，知其肝木之气虚弱，不能条畅敷荣，其中所寄之相火郁于左臂之经络而作热也。遂治以生黄芪、净山萸萸各八钱，知母五钱，当归、丹参、乳香、没药、赤芍各三钱，两剂左脉见起，又服十剂全愈。

《本经》谓黄芪主大风者，诚有其效。奉天铁岭傅光德夫人，年二十余。夏日当窗寝而受风，觉半身麻木，其麻木之边，肌肉消瘦，浸至其边手足若不随用。诊其脉，左部如常，右部似有郁象，而其麻木之边适在右，知其经络为风所袭不能宣通也。为疏方用生黄芪一两，当归八钱，羌活、知母、乳香、没药各四钱，全蝎二钱，全蜈蚣三条，煎汤服一剂见轻，又服两剂全愈。

黄芪　　桂枝

【单味药功用】

黄芪　略。

桂枝　略。

【伍用功能】

黄芪甘温，补气升气，补脾疏肝，益卫固表，温补肌肉，利水消肿；桂枝辛温，力善宣通，升大气，降逆气，和营卫，暖肌肉，活血脉，散风寒。黄芪为补气圣药，桂枝乃疏肝妙品，黄芪有温补肌肉之功，桂枝具温通经络之能，黄芪得桂枝补气助营卫，桂枝协黄芪祛风散寒邪。二药并伍，升补、宣通并用，升降两擅其功，相互为用，相互促进，相得益彰，益气解表、补脾疏肝、温通经脉、回阳升陷。

【主治】

1. 伤寒有汗或肾脏经络虚而不固，风气乘虚而入之证。

2. 肝郁脾弱或肝气不舒，木郁克土等证。

3. 经络受寒，四肢发搐等症。

4. 心肺阳虚，大气又下陷者，其人心冷、背紧恶寒，常觉短气等症。

【常用量】

黄芪：二钱至一两（生用）。

桂枝：一钱至四钱。

【张锡纯用药经验】

黄芪、桂枝伍用，张氏治疗风寒内袭入肝，肾失蛰藏之小便白浊，用意在于："《本经》原谓黄芪主大风，是以风之入脏者，黄芪能逐之外出，且其性善补气，气盛自无滑脱之病也。桂枝亦逐风要药，因其性善平肝，故尤善逐肝家之风，与黄芪相助为理则逐风之力愈大也。"

一人，年四十八。素有喘病，薄受外感即发，每岁反复二三次，医者投以小青龙加石膏汤辄效。一日反复甚剧，大喘昼夜不止。医者投以从前方两剂，分毫无效。延愚诊视，其脉数至六至，兼有沉濡之象。疑其阴虚不能纳气，故气上逆而作喘也。因其脉兼沉濡，不敢用降气之品。遂用熟地黄、生山药、枸杞、玄参大滋真阴之品，大剂煎汤，送服人参小块二钱。连服三剂，喘虽见轻，仍不能止。复诊视时，见令人为其捶背，言背常发紧，捶之则稍轻，呼吸亦稍舒畅。此时，其脉已不数，仍然沉濡。因细询此次反复之由，言曾努力搬运重物，当时即觉气分不舒，迟二三日遂发喘。乃恍悟，此证因阴虚不能纳气，故难于吸。因用力太过，大气下陷，故难于呼。其呼吸皆须努力，故呼吸倍形迫促。但用纳气法治之，止治其病因之半，是以其喘亦止愈其半也。遂改用升陷汤，方中升麻、柴胡、桔梗皆不敢用，以桂枝尖三钱代之。又将知母加倍，再加玄参四钱，连服数剂全愈。

按：此证虽大气下陷，而初则实兼不纳气也。升麻、柴胡、桔梗虽能升气，实与不纳气之证有碍，用之恐其证仍反复。惟桂枝性本条达，能引脏腑之真气上行，而又善降逆气。仲景苓桂术甘汤，用之以治短气，取其能升真气也。桂枝加桂汤，用之以治奔豚，取其能降逆气也。且治咳逆上气吐吸（喘也），《本经》原有明文。既善升陷，又善降逆，用于此证之中，固有一无二之良药也。

黄芪　　桔梗

【单味药功用】

黄芪　略。

桔梗　为桔梗科多年生草本植物桔梗 *Platycodon grandiflorum*（Jaoq.）A.DC. 的根。味苦、辛，性平。归肺经。本品辛散苦泄，宣开肺气、祛痰理气，无论属寒属热皆可应用。用于肺气不宣的咳嗽痰多、胸闷不畅。其利咽开音之功，可用于咽喉肿痛、失音；其排脓之功，还可用于肺痈咳吐浓痰。此外，又可以其宣开肺气而通二便，用治癃闭、便秘。

【伍用功能】

黄芪甘温，补气升阳、益卫固表；桔梗辛散，宣开肺气、载药上达。黄芪得桔梗，则补而不滞，升提力大；桔梗得黄芪，则宣中有补，载药上达。二药相伍，升提大气之力增强。

【主治】

胸中大气下陷，气短不足以息，或努力呼吸，有似乎喘，或气息将停，危在顷刻等症。

【常用量】

黄芪：六钱至一两（生用）。

桔梗：一钱半至二钱。

黄芪　　桑寄生

【单味药功用】

黄芪　略。

桑寄生　为桑寄生科常绿小灌木植物桑寄生 *Taxillus chinensis* （DC.）Danser 和槲寄生 *Viscumcoloratum*（Komar.）Nakai 的带叶茎枝。味苦、甘，性平。归肝、肾经。本品既能祛风湿，又能养血、益肝肾、强筋骨，故可用治营血亏虚，肝肾不足之风湿痹痛、腰膝酸软、筋骨无力等症，对肝肾不足之痹痛尤为适宜。其安胎之效，可治疗胎漏下血、胎动不安。

【伍用功能】

黄芪能补气，兼能升气，善治胸中大气下陷，且固肌表、止崩带；桑寄生补肝肾固精。二药并用，升补肝气，填补大气，补肾止遗。

【主治】

脾气虚极下陷，小便不禁。

【常用量】

黄芪：四钱。

桑寄生：三钱。

【张锡纯用药经验】

张氏云："或问：黄芪为肺脾之药，今谓其能补肝气何也？答曰：同声相应，同气相求，孔子之言也。肝属木而应春令，其气温而性喜条达，黄芪性温而升，以之补肝，原有同气相求之妙用。愚自临证以来，凡遇肝气虚弱，不能条达，一切补肝之药不效者，重用黄芪为主，而少佐以理气之品服之，复杯之顷，即见效验。曾治一妇人，心中寒凉，饮食减少，坐时觉左半身下坠，寝时不敢向左侧，服温补兼理气之药，年余不效。后愚诊视，左脉微弱不起，知其肝气虚也。治以生黄芪八钱，柴胡、川芎各一钱，干姜三钱，煎汤饮下，须臾左侧即可安卧，又服数剂，诸病皆愈。是知谓肝虚无补法者，非见道之言也。"

又云："或问：《本经》谓桑寄生能治腰疼、坚齿发、长须眉，是当为补肝肾之药，而谓其能补胸中大气何也？答曰：寄生根不着土，寄生树上，最善吸空中之气以自滋生，故其所含之气化，实与胸中大气为同类。尝见有以补肝肾，而多服久服，胸中恒觉满闷，无他，因其胸中大气不虚，故不受寄生之补也。且《本经》不又谓其治痈肿乎？然痈肿初起，服之必无效，惟痈肿溃后，生肌不速，则用之甚效。如此而言，又与黄芪之痈疽败证者相同，则其性近黄芪更可知矣。"

黄芪　　萆薢

【单味药功用】

黄芪　略。

萆薢　又名粉萆薢，为薯蓣科多年生蔓生草本植物绵萆薢 *Dioscorea septemloba* Thunb. 和粉背薯蓣 *Diosc-orea hypoglauca* Palibin 的根茎。味苦，性微寒。入肝、胃经。本品能利湿而分清去浊，为治小便混浊，或如米泔之膏淋要药。亦可用于治疗妇女白带属湿盛者。又能祛风除湿、通络止痛。善治腰膝痹痛、筋脉屈伸不利。

【伍用功能】

黄芪补大气、升脾气、补肝气；萆薢温补下焦气化、固尿涩精。二药伍用，温补固涩，互展其长，补气固元止遗。

【主治】

小便不禁，证属大气下陷或脾气虚极下陷者。

【常用量】

黄芪：四钱至一两（生用）。

萆薢：二钱。

【张锡纯用药经验】

医家多用萆薢分利清浊，惟张锡纯用之以固小便，为此，张氏着墨颇多："或问：萆薢世医多用以治淋，夫淋以通利为主，盖取萆薢能利小便也。此方（醒脾升陷汤：生黄芪四钱，白术四钱，桑寄生三钱，川续断三钱，山茱萸去净核四钱，龙骨煅捣四钱，牡蛎煅捣四钱，川萆薢二钱，甘草蜜炙二钱）中用之以固小便，其性果固小便乎？答曰：萆薢为固涩下焦之要药，其能治失溺，《别录》原有明文。《别录》者乃陶弘景集南北朝以前，名医所用之药，附载于《本经》之后，用墨书之，以别于《本经》之朱书，故曰《名医别录》。虽非《本经》，其书诚可确信。时医因古方有萆薢分清饮，遂误认萆薢为利小便之要药，而于小便不利，淋涩诸证多用之。尝见有以利小便，而小便转癃闭者；以治淋证，竟致小便滴沥不通者，其误人可胜道哉。盖萆薢分清饮之君萆薢，原治小便频数，溺出旋白如油，乃下焦虚寒，气化不固之证，观其佐以缩小便之益智、温下焦之乌药，其用意可知。特当日命名时少欠斟酌，遂致庸俗医辈，错有会心，贻害无穷，可不慎哉。"

锡纯曾明言："萆薢为治失溺要药，不可用之治淋。"

黄芪　　鹿角胶

【单味药功用】

黄芪　略。

鹿角胶　为鹿角经水煎熬浓缩而成的固体胶。味甘、咸，性温，入肝、肾经。功能温补肝肾、益精血、止血。用于肾阳虚弱，精血不足，虚劳羸瘦，及吐血、衄血、崩漏、尿血等属于虚寒者，亦可用于阴疽。

【伍用功能】

黄芪峻补胸中大气，且能助气上升，上达脑中，而血液即可随气上注，斡旋脑部；鹿角胶通督脉、补脑髓，张氏认为："鹿之角原生于头顶督脉之上，督脉为脑髓之来源，故鹿角胶之性善补脑髓。"二药参合，补气补髓力量增强。

【主治】

肢体痿废，或偏枯，脉象极微细无力者。

【常用量】

黄芪：一两至五两（生用）。

鹿角胶：三钱至六钱（捣碎另炖化兑服）。

【张锡纯用药经验】

张氏认为："黄芪之性，又善治肢体痿废，然须细审其脉之强弱，其脉之甚弱而痿废者，西人所谓脑贫血证也。盖人之肢体运动虽脑髓神经司之，而其所以能司肢体运动者，实赖上注之血以涵养之。其脉弱者，胸中大气虚损，不能助血上升以养其脑髓神经，遂致脑髓神经失其所司，《内经》所谓上气不足，脑为之不满也。拙拟加味补血汤、干颓汤，方中皆重用黄芪。凡脉弱无力而痿废者，多服皆能奏效。"

黄芪升补气血功大，鹿角胶化瘀生新效好。张氏二者伍用，再配以龙眼肉、生怀地黄、生怀山药、胡桃肉、当归、北沙参、三七治疗产后下血恶露不下，效果甚好。

黄芪　　葛根

【单味药功用】

黄芪　略。

葛根　为豆科多年生落叶藤本植物野葛 *Pueraria lobata*（Willd.）Ohwi. 或甘葛藤 *Pueraria thomsonii* Benth. 的根。味甘、辛，性平。入胃、脾经。本品轻扬升发，既能发表散邪、解肌退热，以治感冒，发热、恶寒、头痛、无汗、项背强痛之症；又能疏通足太阳膀胱经的经气，改善脑血循环及外围血液循环，而治高血压病之头痛、头晕、项强、耳鸣、肢体麻木，以及胸闷不舒、心前区发作性疼痛等，还能疏表透疹，以升发清阳之气，引内陷之邪外出，故可透疹，而治麻疹透发不畅等症；还可升发清阳，鼓舞脾胃阳气上升，而升清止泻、生津止渴；还可用于治疗脾虚泄泻、湿热泻痢、热性病之口渴，以及上消证之口干、口渴等症。

【伍用功能】

黄芪补气升气、益肺生津；葛根甘凉轻扬，升举阳气、鼓舞胃气、生津止渴。黄芪得葛根能升元气，葛根得黄芪以生津液。二药并伍，益气生津、止渴。

【主治】

糖尿病，证属元气不升者。

【常用量】

黄芪：五钱（生用）。

葛根：一钱半。

黄芪　　橘皮　　厚朴

【单味药功用】

黄芪　略。

橘皮　略。

厚朴　为木兰科落叶乔木植物厚朴 *Magnolia officinalis* Rehd. et Wils.或凹叶厚朴 *M. offici-nalis* Rehd. et Wils.var.*biloba* Rehd.et Wils.的干皮、根皮及枝皮。味苦、辛，性温。归脾、胃、肺、大肠经。本品苦

燥辛散，长于行气、燥湿、消积，为消除胀满之要药。用于湿阻中焦，气滞不利所致的脘闷腹胀、腹痛，或呕逆等症。其下气宽中、消积导滞、燥湿化痰、平喘之功，可用于肠胃积滞、脘腹胀满、大便秘结、痰饮喘咳等症。

【伍用功能】

黄芪甘温补气，温而能升，补脾疏肝；橘皮辛行温通，理气健脾、燥湿化痰；厚朴苦辛性温，为温中下气要药，其力不但下行，又能上升外达。黄芪与橘、朴相伍，能助胃气之降，清升浊降，满闷自去，无事专理肝气，而肝气自理。

【主治】

1. 肝郁脾弱，胸胁胀满，不能饮食。

2. 肝气不舒，木郁克土，致脾胃之气不能升降，胸中满闷，常常短气。

【常用量】

黄芪：二钱至三钱（生用）。

橘皮：二钱。

厚朴：二钱。

【张锡纯用药经验】

三者伍用，张氏用治痰饮，又有捷效。台湾医士严坤荣来函，言其友避乱山中，五日未得饮食，甫归，恣饮新汲凉水，遂成寒饮结胸，喘嗽甚剧。医治二十余年，吐之、下之、温之，皆分毫无效。乞为疏方，并问《医学衷中参西录》载有服生硫黄法，不知东硫黄亦可服否？因作书以答之曰："详观来案，知此证乃寒饮结胸之甚者。拙著《医学衷中参西录》理饮汤原为治此证的方，特药味与分量当稍变更，今拟用生黄芪一两，干姜八钱，於术四钱，桂枝尖、茯苓片、炙甘草各三钱，川朴、橘皮各二钱，煎汤服。方中之义，用黄芪以补胸中大气，大气壮旺，自能运化水饮，仲景所谓大气一转其气乃散也。"而黄芪生用，同干姜、桂枝又能补助心肺之阳，心肺阳足，如日丽中天，阴霾自开也。更用白术、茯苓以理脾之湿，厚朴、橘皮以通胃之气，气顺温消，痰饮自除。用炙甘草者，取其至甘之味，能调干姜之辣，而干姜得甘草且能逗留其势力，使之绵长，并能和缓其热力使不猛烈也。至东硫黄，择其纯黄无杂质者，亦可生服，特其热力甚微，必一次服至钱许方能有效，若于服汤药之外，兼用之以培下焦之阳，奏效当更捷也。此信去后，两阅月又接其函，言遵方用药，十余剂病即脱然全愈。

附：张锡纯用黄芪补气十八法

张锡纯诊治疾病，方法奇特，效若桴鼓，屡挽沉疴，很值得后人学习探讨。尤以运用黄芪补气之法灵活绝妙，令医者莫测。其中与黄芪相关的病因、病证、治法、组方、病案等论述长达 99000 余字。书中 174 首方剂中，含黄芪方剂多达 78 首，占 44.89%，其中含黄芪未冠方剂名称的 43 首，含黄芪并冠方剂名称的 35 首。可见张氏对黄芪的应用与研究颇为重视，甚为偏爱，奏效随手，令人百读不厌。

张氏把积于胸中的宗气称为胸中大气。对于大气的生成、维护、病因、病理、主要病证及治则治法，做了详尽的描述。以胸中大气下陷（即宗气、中气，亦含元气、真气虚弱）为主要病理机制，立"挽回其下陷之气以复其本位"为治疗大法，活用了补气法，发明创造了含黄芪方剂如升陷汤、升降汤、十全育真汤、升麻黄芪汤、振颓汤等35 首，其中介绍升陷汤一方附载治愈病案多达 20 余例，运用黄芪信手捻来，多获神效，不胜枚举。

张氏的黄芪用法，对启迪思路、开阔视野大有裨益。今将张氏用黄芪补气十八法，总结如下。

一、补气解表法

张锡纯以黄芪与发表药同用，能祛外风。

附案：沧州董氏女，年二十余，胸胁满闷，心中怔忡，动则自汗，其脉沉迟微弱。用黄芪一两煎汤服之，继加桔梗、知母共服三剂全愈。本病系气虚不能逐邪外出，借黄芪补气透表之力，其效如神。另外，用桂枝汤加黄芪、防风，意为"盖人之胸中大气，息息与卫气相关……胸中大气虚损，不能吸摄卫气，卫气散漫，不能捍御外邪，则外邪之来，直可透卫而入营矣"。故伤风有汗一证，皆因大气虚损，卫营之津液外泄而为汗。以黄芪用于桂枝汤中，实为一大发明。

二、补气振痿法

张锡纯认为，凡痿废偏枯者，皆因大气不足，脑中贫血而引起。故以含黄芪的振痿汤、干颓汤为主方。

附案：于某，年过四旬，动作痿废，言语竟不能发声，其脉沉微。以干颓汤重用黄芪四两，服过十剂，可步履仍需人。后用振痿汤多多服之，当有脱然全愈之一日也。

三、补气化瘀法

张氏认为，劳瘵者多兼瘀血，有因劳瘵而瘀血者，有因瘀血而成劳瘵者，二者均可导致气分虚甚，而形成肌肤甲错、形体羸瘦、筋力不壮之虚劳证。虚劳者必血痹，血痹之甚，又未有不虚劳者，故立十全育真汤，用黄芪配三棱、莪术补气育真、通活气血，补中有行，久服正不伤，乃胜过仲景之大黄䗪虫丸和百劳丸中的大黄、干漆、水蛭等破血之弊端。

曾治一女，病剧卧床不起，而瘦弱实难堪矣，微咳吐痰，脉浮数。成诸虚百损之状，用十全育真汤十二剂，诸病悉退，饮食增加，今已完全成功矣。

四、补气疏肝法

张氏对肝郁脾弱，大气下陷证，设立理郁升陷汤和升降汤。以培养中土，俾中宫气化敦厚，升脾降胃。实为窃师《金匮》当先实脾之奥旨耳。

附案：一妇人，年三十许。产后数日劳力过度，胸中满闷，时或作疼，鼻息发热，常常作渴，脉弱无力。筹思再三，知其气分郁结又下陷也，故投以理郁升陷汤五剂全愈。此方妙用桂枝升发肝气，以使肝气舒畅，郁必自解。

五、补气升陷法

独创升陷汤，以黄芪为主药，与知母、柴胡、桔梗、升麻并用，直陷九渊之气得以升提。主治胸中大气下陷，气短不足一息或气息将停，危在顷刻，脉沉迟微弱或六脉不全。

曾治兄弟二人，年近六旬，冬日炽其煤火共住一室，自觉胸中满闷，短气，证属胸中大气乏氧日久虚陷之短气，遂投以升陷汤去知母加干姜，两剂呼吸顺，又连服数剂而愈。

六、补气补肝法

张氏以独到见解，用黄芪善补肝气之虚。临床常用黄芪补肺脾，而为何张氏治肝虚证竟能其效如神。道理乃"肝属木而应春令，其气温而性喜条达，黄芪之性温而上升，以之补肝原有同气相求之妙用。愚自临证以来，凡遇肝气虚弱不能条达，用一切补肝之药皆不效，重用黄芪为主，而少佐以理气之品，服之覆杯即见效验，彼谓肝虚无补法者，原非见道之言也"。

七、补气纳气法

运用升陷汤去升麻、柴胡、桔梗，加桂枝尖、玄参，加倍知母以纳气之法治疗喘病而收效。

附案：一人，年四十八，素有喘病，薄受外感即发，医者以小青龙汤，大喘昼夜反复甚剧。张氏视诊，阴虚不能纳气之喘，以大滋真阴之品喘仍不止。因细询，此次反复之因，言曾努力搬运重物后两三日遂发喘。乃恍悟，此证因大气下陷呼吸倍形迫促，但用纳气之法治之。取桂枝既升陷，又降逆，用于治喘，固有一无二之良药也。

八、补气滋阴法

用黄芪滋阴是张氏一大创举。

附案：夲村张媪年近五旬，身热劳嗽，脉数至八至。先用六味地黄丸和左归饮加减均不效。踌躇再四忽有会悟，改用黄芪六钱，知母八钱，连服十剂全愈。黄芪配知母，二药并用，大具阳升阴应，云行雨施之妙。黄芪能大补肺气益肾水之上源，使气旺水自生。故黄芪不但能补气，用之得当，又能滋阴。

九、补气固涩法

脾为水饮上达下输之枢机，枢机不旺，则不待上达而即下输，此小便之所以不禁也。由此，张氏设醒脾升陷汤，专治脾气虚极下陷之小便不禁。用黄芪配白术、甘草升补脾气，并用桑寄生更助黄芪补胸中大气，佐龙骨、牡蛎、山茱萸、萆薢以固涩小肠缩泉治失溺。用黄芪配桂枝尖、续断、桑寄生、知母组成舒和汤，治疗肾虚不闭，蛰藏失权之遗精证，每获良效。

张氏认为，血分受伤必累及气，血脱气亦随之下脱，故立安冲汤和固冲汤，用黄芪配茜草、海螵蛸固涩之品，治疗崩漏，屡治屡验。

十、补气活络法

凡难治的数载沉疴，张氏均采用补气活络之法而收效。如腿痛、臂痛和腰痛者，历久调治不愈均可用活络祛寒汤和健运汤治之。方中选黄芪为君，温经络肌肉，使其形体气壮，自能胜邪，配丹参、桂枝、乳香、没药、三棱、莪术，不仅能祛寒，且能活络化瘀止痛，此所谓气足血活风寒自去也，故治疗顽痛随手奏效。

十一、补气逐风法

凡抽掣一证，有因中风而发，有因产后受风而起，有因破伤后受风而患。张氏认为，治风均当先实气血，气行则血行，血行风自灭，壮其元气，搐自消也。故拟逐风汤和和血熄风汤，在补气血的基础上添加逐风药，治疗抽掣每获奇效。曾治一媪，年六旬。其腿为狗咬破受风，周身抽掣，遂为逐风汤一剂抽掣即止。

十二、补气消瘀法

张氏认为："从来医者调气行血，习用香附，若论耗散气血，香附犹甚于三棱、莪术，若论消磨癥瘕，十倍香附亦不及三棱、莪术也。"理冲汤中用芪、参补气，得三棱、莪术消冲中瘀血，补而不滞，元气愈旺愈能鼓舞三棱、莪术消除癥瘕，此故效也。治一妇人，年三十余。癥瘕起于少腹，隔年即硬如石。七年之间，屡治无效。服用理冲汤三十余剂，磊块皆消以获全愈。

十三、补气消瘰法

张氏治瘰疬自拟消瘰丸，以牡蛎、海带消痰软坚，为治瘰疬之要药。恐脾胃弱者，久服有碍于胃，故用黄芪开胃健脾；使脾胃强壮，自能运化药力,以达病所。另取三棱、莪术善开铁石之坚结,佐血竭、乳香、没药通气活血,使气血无滞,龙胆草泻少阳之炽以防肝胆之郁;玄参、贝母善疗郁结、化痰涎,二药为消瘰之主药,得血竭色赤味辣,其通气活血之效实较乳香、没药为尤捷。

十四、补气利疸法

张氏治疗黄疸善用健脾益肝之法,以黄芪配白术、鸡内金加味煎汤送服《金匮》硝石矾石散而取效。曾治一男,年三十二,于秋季外出行军得黄疸,周身黄色甚暗似兼灰色,饮食减少,肢体无力,大便一日两次似完谷不化,脉沉细。此系脾胃肝胆两伤之病也。投以生黄芪六钱,炒白术四钱,桂枝尖三钱,生鸡内金二钱,甘草二钱,水煎送服硝石矾石散二钱,十剂后黄疸皆退。

十五、补气通癃法

癃闭一证,时人多以湿热或气滞进行施治,而张氏认为三焦气化升降与大气关系密切,若因气虚下陷,使下焦之气郁闭,其升降流行之机滞塞,致使小便不利而发癃闭,投以黄芪、当归、升麻、柴胡组成的升麻黄芪汤恒多奇效。治一妇人产后癃闭,遂为升麻黄芪汤一剂而愈。

十六、补气复脉法

张氏曾用麻黄汤加黄芪一两治愈伤寒脉闭,值得回味。张某,年三十八,于冬季得伤寒证,内外俱觉寒凉,头疼,气息微喘,身体微形寒战,六脉皆无。证系身体素弱,复感风寒,深入阻塞经络,是以脉闭,故用麻黄汤重加黄芪以助麻桂成功,此补气扶正以逐邪。服后微汗,其脉即出,诸病皆愈。

十七、补气生肌法

张氏治疗外科疮疡也有创新。尤对疮疡破溃,久不收口,或数年不愈，外边疮口小里边溃烂大者，治疗更有绝招。此类疮疡，张氏认为多系气血亏损不能化脓生肌所致。因此，特别重视后天之本，化气血、生肌肉为治疗疮疡大法，创立内托生肌散，生肌尤速。此方重用黄芪四两，必生用，发挥宣通之力，有益于疮家。

附案：一人年二十余，腰痛半年不愈，于疼处发出一疮，破溃后出脓若干，将内托生肌散改作汤剂，口服七八日，疮口长平，结痂而愈。

十八、补气通乳法

张氏立滋乳汤，治疗少乳证每每皆效。乳汁少乃气血双虚，乳汁化源不足所致，加之经络瘀滞则乳汁难下。故以黄芪一两为主药补气生血，配以当归、知母、玄参、穿山甲、王不留行、路路通活血通络，乳汁自生。若用丝瓜瓤作引，猪前蹄两个煎汤，效果更佳。

此外，张氏用黄芪补气治阴挺，配附子、肉桂以补气回阳；配熟枣仁、龙眼肉以补气安寐；配云苓、桂枝、白术、陈皮以补气化饮；配山药、白头翁以补气止痢；配干姜、牡蛎以补气止带等。散落在书中的黄芪用法真是取之不尽、用之不竭。

黄蜡　　白矾

【单味药功用】

黄蜡　又名黄占，为蜜蜂科昆虫中华蜜蜂 *Apis cerana* Fabricius 等工蜂分泌的蜡质，经加工精制而成。味甘淡，性平，入脾、胃、大肠经。本品功能解毒、生肌定痛。治疗急心痛，下痢脓血，久泻不止，胎动下血，疮痈内攻，久溃不敛，水火烫伤。

白矾　为天然产矿物硫酸盐类明矾经加工提炼而成的结晶。味酸涩性寒，归肺、肝、脾、大肠经。本品外用解毒、杀虫、止痒，用于治疗湿疹、湿疮、疥癣等症。内服清化痰涎、收敛止血、涩肠止泻，用于治疗久泻久痢、便血、崩漏及创伤出血，以及风痰所致之昏厥、癫痫、癫狂等。此外，本品还可用于脱肛、子宫脱垂、湿热黄疸等病证。

【伍用功能】

黄蜡解毒、生肌、定痛；白矾，外用解毒，内服清化痰涎。黄蜡以解毒为主，白矾以化痰为要，张氏二药相伍，别出新意，固护膜原，预防中风，可谓特识。

【主治】

破伤风后预防中风，或已中风而瘈疭，或因伤后房事不戒以致中风。

【常用量】

黄蜡：三钱。

白矾：一钱（生用，内服）。

【张锡纯用药经验】

黄蜡、白矾伍用，出自《医学集成》，即蜡矾丸。黄蜡一两，白矾六钱。将蜡熬化稍冷，入矾末，为丸豆大。治疗诸般疮毒，不拘生在何宫，初起即消，已成即溃。疮在上，服一两，疮在下，服七钱。小儿减半，酒和开水下。忌葱三日。

麻黄　　鱼鳔胶

【单味药功用】

麻黄　略。

鱼鳔胶　为鱼鳔溶化后，冷凝成的冻胶。味甘，性平，入肾经，功能补肾益精、滋养血脉、止血、散瘀消肿。用于治疗肾虚滑精、产后风痉、破伤风、吐血、血崩、创伤出血、痔疮。

【伍用功能】

麻黄性温，为发汗主药，于全身之脏腑经络，莫不透达，为逐寒搜风要药；鱼鳔胶补肾益精、滋养血脉。麻黄有鱼鳔胶相佐，祛风而不耗阴血；鱼鳔胶有麻黄相助，则养血祛风力强。二药伍用，相互制约，相互促进，养血息风。

【主治】

产后身冷无汗，发搐甚剧。

【常用量】

麻黄：一握。

鱼鳔胶：一具。

【张锡纯用药经验】

东海渔家妇，产后三日，身冷无汗，发搐甚剧。时愚（张锡纯）游海滨，其家人造寓求方，其地隔药房甚远，而海滨多产麻黄，可以采取。遂俾取麻黄一握，同鱼鳔胶一具，煎汤一大碗，乘热饮之，得汗而愈。用鱼鳔胶者，亦防其下血过多，因阴虚而发搐，且以其物为渔家所固有也。

羚羊角　　蚤休

【单味药功用】

羚羊角　为牛科动物赛加羚羊 *Saiga tatarica* Linnaeus 的角。味咸

性寒，归肝、心经。本品性寒，清热力强，善入肝，有良好的清肝热、息肝风作用，最宜于热极生风，为治疗肝风内动，惊痫抽搐之要药。其显著的平肝阳作用，可用于肝阳上亢，头晕目眩。其清肝明目、清热解毒作用，可用于肝火上炎，目赤头痛，温热病壮热神昏，热毒发斑。其清肺热止咳之功，还可治肺热咳喘。

蚤休 又名金线重楼、草河车、七叶一枝花、重楼，为百合科多年生草本植物蚤休（七叶一枝花）*Paris polyphylla* Smith 及同属多种植物的根茎。味苦，微寒，有小毒，归肝经。本品既能清热解毒、消肿止痛，用于治疗痈肿疔疮、毒蛇咬伤等症，又能凉肝定惊，用于小儿惊风抽搐等症。

【伍用功能】

羚羊角性凉而解毒，善清肝胆之火，兼清胃腑之热。其角中天生木胎，性本条达，清凉之中，大具发表之力，为治疹良药。蚤休性凉，解一切热毒。二药相伍，相须为用，相得益彰，清解表邪、清热解毒。

【主治】

1. 瘟疫表里俱热，头面肿疼，其肿或连项及胸，亦治阳毒发斑疹。
2. 小儿出疹，表里俱热。

【常用量】

羚羊角：二钱（另煎兑服）。

蚤休：一钱半至二钱（切片）。

【张锡纯用药经验】

张氏谓："此药分量，系治七八岁以上者，若七八岁以下者，可随其年之大小，斟酌少用。或将药减半或用三分之一皆可。"

一妇人，年四十许，得大头瘟证。头面肿大疼痛，两目肿不能开，上焦烦热，心中怔忡。彼家误为疮毒，竟延疡医治疗。医者自出药末，敷头面，疼稍愈。求其出方治烦热怔忡。彼言专习外科，不管心中之病。时愚应他家延请，适至其村，求为诊治。其脉洪滑有力，关前益甚。投以青盂汤（荷叶一个，鲜者尤佳，生石膏捣细一两，真羚羊角二钱，另煎兑服，知母六钱，蝉蜕去足土三钱，僵蚕二钱，蚤休切片二钱，粉甘草钱半），将方中石膏改用二两，煎汁两茶盅，分二次温饮下，尽剂而愈。

续断　　阿胶

【单味药功用】

续断　又名川续断，为川续断科多年生草本植物川续断 *Dipsacus aspercides* C.Y. Cheng et T.M.Ai 的根。味苦、甘、辛，性微温。归肝、肾经。本品能补肝肾、强筋骨，又味兼苦辛，有行血脉、消肿止痛之效。用于肝肾不足，腰痛脚弱，风湿痹痛，及跌仆损伤、骨折、肿痛等。又具补肝肾、调冲任、止血安胎之功，用于治疗肝肾虚弱，冲任失调的胎动欲坠或崩漏经多等。

阿胶　略。

【伍用功能】

续断为补肾之药，调冲任、止血安胎。张氏云："而其节之断处，皆有筋骨相连，大有连属维系之意。"阿胶系驴皮所熬，最善伏藏血脉，滋阴补肾，故《本经》亦载其能安胎也。二药参合，补肾固胎之功益著。

【主治】

滑胎。

【常用量】

续断：二两。

阿胶：二两。

续断 桑寄生

【单味药功用】

续断 略。

桑寄生 略。

【伍用功能】

续断为补肾之药，调冲任、止血安胎。张氏认为："而其节之断处，皆有筋骨相连，大有连属维系之意。"桑寄生有养血、强筋骨、补肝肾、固冲任之效。故二药并伍，补肾固胎、升补肝气、固精止遗之功增强。

【主治】

1. 滑胎。

2. 脾气虚极下陷，小便不禁或肾虚遗精白浊。

【常用量】

续断：三钱至二两。

桑寄生：三钱至二两。

【张锡纯用药经验】

或问：《本经》谓桑寄生能治腰疼，坚齿发，长须眉，是当为补肝肾之药，而谓其能补胸中大气何也？答曰：寄生根不着土，寄生树上，最善吸空中之气以滋生，故其所含之气化，实与胸中大气为同类。尝见有以补肝肾，而多服久服，胸中恒觉满闷，无他，因其胸中大气不虚，故不受寄生之补也。且《本经》不又谓其治痈肿乎？然痈肿初起，服之必无效，惟痈肿溃后，生肌不速，则用之甚效。如此而言，又与黄芪之主痈疽败证者相同，则其性近黄芪更可知也。

友人张洁泉善针灸，其夫人素有滑胎之病。是以洁泉年近四旬，尚未育麟。偶与谈及，问何以不治。洁泉谓每次服药，皆无效验，即偶足月，产下亦软弱异常，数日而殇。此盖关于禀赋，非药力所能挽回也。愚曰：挽回此证甚易，特视用药何如耳。时其夫人受孕三四月，遂治以此方（菟丝子炒熟四两，桑寄生二两，川续断二两，真阿胶二两），服药两月，至期举一男，甚强壮。

十 二 画

葱白　　干米醋

【单味功能】

葱白　又叫大葱白，为百合科多年生草本植物葱 *Allium fistulosum* L. 近根部的鳞茎。味辛，性温，归肺、胃经。本品辛散温通，其性走窜，能达表入里，有发汗、解表、散寒之功，用于风寒感冒的治疗。辛散温通之性，又能宣通阳气，解散寒凝。用于治疗阴盛格阳，下利脉微，阴寒腹痛。

此外，葱白外敷有散结通络下乳之功，可治乳汁郁滞不下、乳房胀痛等症，治疮痈疔毒，兼有解毒散结的作用。

醋　又叫干米醋，为以米、麦、高粱或酒、酒糟等酿成的含有乙酸的液体。味酸苦，性温，归肝、胃经。有散瘀、止血、解毒、杀虫之效。治产后血晕、疢癖、癥瘕、黄疸、黄汗、吐血、阴部瘙痒等。

【伍用功能】

葱白、干米醋，皆平常食用之品，张氏借其药用温通之性，法从外用治之，以奏辛温通便之效，可谓两擅其功。

【主治】

宿食结于肠间不能下行，大便多日不通。其证或因饮食过度，或因恣食生冷，或因寒火凝结，或因呕吐既久，胃气、冲气皆上逆不下降。

【常用量】

葱白：四斤（切作细丝）。

干米醋：多备待用。

将葱白丝和醋炒至极热，分作两包，乘热熨脐上。凉则互换，不可间断。其凉者，仍可加醋少许再炒热，然炒葱时，醋之多少须加斟酌，以炒成布包后，不至有汤为度。熨至六点钟，其结自开。

【张锡纯用药经验】

此张锡纯通结用葱白熨法。盖借其温通之性，自脐透达，转入大肠，以启大便之路也，然仅以火炙其一端，则热力之透达颇难，葱白熨法代之，则小便之因寒不通，或因气滞不通者，取效当更速也。又此熨法，不但可通二便，凡疝气初得用此法，无不愈者。

一孺子，年六岁。因食肉过多，不能消化，郁结肠中，大便不行者六七日，腹中胀满，按之硬如石，用一切通利药皆不效。为用此法熨之，至三点钟，其腹渐软。又熨三点钟，大便通下如羊矢，其胀遂消。

一童子，年十五六。因薄受外感，腹中胀满，大便数日不通。然非阳明之实热燥结也。医者投以承气汤，大便仍不通而腹转增胀。自觉为腹胀所迫，几不能息，且时觉心中怔忡。诊其脉甚微细，按之即无。脉虚证实，几为束手，亦用葱白熨法，腹胀顿减。又熨三点钟觉结开，行至下焦。继用猪胆汁导法，大便得通而愈。

一人，年四十许，素畏寒凉。愚俾日服生硫黄如黑豆粒大两块，大见功效，已年余矣。偶因暑日劳碌，心中有火，恣食瓜果，又饱餐肉食，不能消化，肠中解而不行，且又疼痛，时作呕吐。医者用大黄附子细辛汤降之不效，又有京都薛氏保赤万应散，三剂并作一剂服之，腹疼减去，而仍不通行。后愚诊视，其脉近和平，微弦无力。盖此时不食数日，不大便十日矣。遂治以葱白熨法，觉腹中松畅，且时作开通之声，而仍然恶心，欲作呕吐，继用代赭石二两，干姜钱半，俾煎服以止其恶心。仍助以葱白熨法，通其大便。外熨内攻，药逾五点钟，大便得通而愈。

椒目　　小茴香

【单味药功用】

椒目　为芸香科灌木或小乔木植物花椒 *Zanthoxylum bungeanum* Maxim. 的成熟种子。味苦，性寒，归肺、肾、膀胱经。功能利水消肿、降气平喘。用于水肿胀满、痰饮咳喘等症。

小茴香　为伞形科多年生草本植物茴香 *Foeniculum vulgare* Mill. 的成熟果实。味辛，性温，归肝、肾、脾、胃经。本品能温肾暖肝、散寒止痛。用于治疗寒疝腹痛、睾丸偏坠胀痛、少腹冷痛、痛经。又能理气和中，用治中焦虚寒气滞证。

【伍用功能】

椒目利水消肿、降气平喘；小茴香温肾暖肝、散寒止痛、理气和中，张氏谓："因寒小便不通及奇经诸脉寒郁作疼者，恒重用小茴香以温通之。"椒目之性滑而温，茴香之性香而热，二者伍用，散其凝寒，辛香通窍，故温阳利尿之功甚著。

【主治】

1. 下焦受寒，小便不通。

2. 寒淋。

【常用量】

椒目：三钱至八钱（炒捣）。

小茴香：二钱（炒捣）。

硫黄　　赤石脂

【单味药功用】

硫黄　略。

赤石脂　略。

【伍用功能】

硫黄之性，温暖下达，补火助阳通便；赤石脂涩肠止泻、收敛止血。二药伍用，一滑一涩，相互制约，甘温下达，温补下焦，收敛止血。

【主治】

大便下血，证属下焦虚寒太甚，气化不能固摄而血下陷者。

【常用量】

硫黄：八分至半斤（研细末生用，送服）。

赤石脂：四钱至半斤（研细，送服）。

【张锡纯用药经验】

锡纯谓："将二味共轧细过罗，先空心服七八分，日服两次，品验渐渐加多，以服后移时微觉腹中温暖为度。"张氏又谓："硫黄之性，温暖下达，诚为温补下焦第一良药，而生用之尤佳，惟其性能润大便（本草谓其能使大便润、小便长），于大便滑泄者不宜，故辅以赤石脂黏腻收涩，自有益而无弊矣。"

紫石英　　鹿角胶

【单味药功用】

紫石英　为卤化物类矿物萤石（Fluorite）的矿石。色紫而有光莹，故名紫石英。本品味甘，性温。入心、肝经。既能镇心安神定惊，治心神不安、心悸、怔忡等症，又能降逆气、暖子宫，用于治疗肺虚寒嗽、咳逆上气，以及妇女血海虚寒不孕。

鹿角胶　略。

【伍用功能】

紫石英甘温，暖子宫，质重达冲脉，治女子风寒在子宫，绝孕无子；鹿角胶血肉有情之品，温养冲脉、填精益肾。二药伍用，一金石药温冲暖宫，一有情品益肾填精，共奏益肾温冲之功，使冲脉得养，胎孕乃成。

【主治】

不孕症（张氏认为"妇人血海虚寒不育"）。

【常用量】

紫石英：八钱（煅，研）。

鹿角胶：二钱（另炖）。

【张锡纯用药经验】

一妇人，自二十出嫁，至三十未育子女。其夫商治于愚。因细询其性质禀赋，言生平最畏寒凉，热时亦不敢食瓜果。其经脉则大致调和，偶或后期两三日。知其下焦虚寒，因思《本经》谓紫石英"气味甘温，治女子风寒在子宫，绝孕十年无子"，遂为拟此汤（温冲汤：生山药八钱，当归身四钱，乌附子二钱，肉桂二钱，去粗皮后入，补骨脂三钱炒捣，小茴香二钱炒，核桃仁二钱，紫石英八钱煅研，鹿角胶二钱另炖），方中重用紫石英六钱，取其性温质重，能引诸药直达于冲中，而温暖之。服药三十余剂，而畏凉之病除。后数月遂孕，连生子女。益信《本经》所谓治十年无子者，诚不误也。

现代多用温冲汤加减治疗痛经证属寒湿凝滞，胞宫中寒，冲任失司，血行失畅所致者；或月经后期证属肾阳虚衰，寒滞下焦，冲任不调，经脉失畅所致者。

滑石　　山药　　白芍　　甘草

【单味药功用】

滑石　略。

山药　略。

白芍　略。

甘草　略。

【伍用功能】

滑石清燥热，实能利水止泻；山药止滑泄，实能滋阴退热。二药伍用，相得益彰。又佐以芍药之滋阴血、利小便，甘草之燮阴阳、和中宫，亦为清热止泻之要品；滑石与山药同用，一利小便，一固大便，一泻火以除实热，一滋阴以退虚热。芍药与甘草同用，甘苦化合，味近人参，能补益气化之虚损，而芍药又善滋肝肾以利小便，甘草又善调脾胃以固大便，汇集成方，滋阴清燥，利小便固大便，其功益彰，所以效验异常。

【主治】

1. 温病，外表已解，其人或不滑泄，或兼喘息，或兼咳嗽，频吐痰涎，确有外感实热，而脉象甚虚数者。

2. 温病，太阳未解，渐入阳明，其人胃阴素亏，阳明腑证未实，已燥渴多饮，或饮水过多，遂成滑泄等症。

3. 温热泄泻，证属外感之热邪久留耗阴，气化伤损者。

4. 婴幼儿腹泻。

5. 肠结核。

【常用量】

滑石：一两（布包）。

山药：一两至一两五钱（生用）。

白芍：四钱至一两。

甘草：二钱至三钱。

【张锡纯用药经验】

上四味，乃张氏滋阴清燥汤药物组成。寿甫曰："愚用此方，救人多矣，即势至垂危，投之亦能奏效。"

一妇人，受妊五月，偶得伤寒。三四日间，胎忽滑下。上焦燥渴，喘而且呻，痰涎壅盛，频频咳吐。延医服药，病未去而转添滑泄，昼夜十余次。医者辞不治，且谓危在旦夕。其家人惶恐，迎愚诊视。其脉似洪滑，重诊指下豁然，两尺尤甚。本拟治以滋阴清燥汤，为小产才四五日，不敢遽用寒凉，遂先用生山药二两，酸石榴一个，连皮捣烂，同煎汁一大碗，分三次温饮下。滑泄见愈，他病如故。再诊其脉，洪滑之力较实。因思此证虽虚，确有外感实热，若不先解其实热，他病何以得愈。时届晚三点钟，病人自言，每日此时潮热，又言精神困倦已极，昼夜若不得睡。遂于斯日，复投以滋阴清燥汤。方中生山药重用两半，煎汁一大碗，徐徐温饮下，一次只饮药一口。诚以产后，脉象又虚，不欲寒凉侵下焦也。斯夜遂得安睡，渴与滑泄皆愈，喘与咳亦愈其半。又将山药、滑石各减五钱，加龙骨、牡蛎（皆不用煅）各八钱，一剂而愈。

奉天大东关，旗人号崧宅者，有孺子年四岁，得温病，邪犹在表。医者不知为之清解，遽投以苦寒之剂，服后滑泄，四五日不止。上焦燥热，闭目而喘，精神昏愦。延为诊治，病虽危险，其脉尚有根柢，知可挽回。俾用滋阴清燥汤原方，煎汁一大茶杯。为其幼小，俾徐徐温饮下，尽剂而愈。然下久亡阴，余有虚热。继用生山药、玄参各一两以清之，两剂热尽除。

滑石　　甘草

【单味药功用】

滑石　略。

甘草　略。

【伍用功能】

滑石色白味淡，质滑而软，性凉而散，善通窍络，微有解肌之力，饶有淡渗之功，既能利水，又能解暑热，从小便而出，故张氏谓："因热小便不利者，滑石最为要药。"甘草清热解毒，缓和药性，生用转能通利二便。以甘草之甘缓，制滑石之寒滑，又以滑石之寒滑，制甘草之甘滞。二药伍用，名曰六一散，亦名天水散，顾名思义，则治暑热，心烦口渴，小便不利诸症可知。本方除清暑热之外，又专于清热利湿止痢，使湿热之邪从下渗泄，故又能利水通淋，此外并具宣解之功。

【主治】

1. 久痢不愈。

2. 暑日泄泻不止，肌肤烧热，心中燥渴，小便不利。小儿尤多此证。

3. 温病感冒久在太阳，致热蓄膀胱，小便赤涩，或因小便秘而大便滑泄。或太阳未解，渐入阳明等证。

【常用量】

滑石：六钱至一两。

甘草：二钱至三钱（生用）。

【张锡纯用药经验】

滑石、甘草伍用，出自刘完素《伤寒标本心法类萃》。滑石六两，甘草一两，研为细末，每服三钱，水调服。治暑邪表里俱热，烦躁口渴，小便不通，砂淋石淋，吐泻疟痢，又能下乳滑胎，解酒食毒。

柯琴曰："滑石禀土中冲和之气，行西方清肃之令，秉秋金坚重之形，寒能胜热，甘不伤脾，含天乙之精而具流走之性，异于石膏之凝滞，能上清水源，下通水道，荡涤六腑之邪热从小便而泄。炙甘草禀草中冲和之性，调和内外，止渴生津，用以为佐，保元气而泻虚火，则五脏自安和矣。"

《成方便读》："六一散……治伤暑感冒，表里俱热，烦躁口渴，小便不通，一切泻痢淋浊等症属于热者，此解肌行水，而为却暑之剂也。滑石气清能解肌，质重能清降，寒能胜热，滑能通窍，淡能利水，加甘草者，和其中以缓滑石之寒滑，庶滑石之功，得以彻表彻里，使邪去而正不伤，故能治如上诸证耳。"

　　张锡纯治疗温病，胃腑与膀胱同热，又兼虚热之证，二者伍用，甚有效验。张氏曰："滑石性近石膏，能清胃腑之热，淡渗利窍，能清膀胱之热，同甘草生天一之水，又能清阴虚之热，一药而三善备。"

　　张氏又曰："天水散，为河间治暑之圣药，最宜于南方暑证。因南方暑多夹湿，滑石能清热兼能利湿，又少加甘草以和中补气（暑能伤气），是以用之最宜。若北方暑证，不必兼湿，甚或有兼燥，再当变通其方，滑石、生石膏各半，与甘草配制，方为适宜。"

滑石　　白芍

【单味药功用】

滑石　略。

白芍　略。

【伍用功能】

　　滑石色白味淡，质滑而软，性凉而散。以其饶有淡渗之力，《本经》谓其主癃闭，因热小便不利者，滑石最为要药。白芍味苦微酸，性凉多液，善滋阴养血、退热除烦，能收敛上焦浮越之热下行自小便而出，为阴虚有热小便不利者之要药。滑石以淡渗利水见长，白芍借敛阴利尿收功。二药伍用，清热养阴、利水通淋。

【主治】

1. 下焦蕴蓄实热，膀胱肿胀，溺管闭塞，小便滴沥不通。

2. 温病兼吐泻等症。

【常用量】

滑石：五钱至一两（宜布包）。

白芍：五钱至一两。

【张锡纯用药经验】

一人，年六十余，溺血数日，小便忽然不通，两日之间滴沥全无。病人不能支持。自以手揉挤。流出血水少许，稍较轻松。揉挤数次，疼痛不堪揉挤。彷徨无措，求为诊治。其脉沉而有力，时当仲夏，身覆厚被，犹觉寒冷，知其实热郁于下焦，溺管因热而肿胀不通也。为拟此汤（寒通汤：滑石一两，生杭白芍一两，知母八钱，黄柏八钱），一剂稍通，又加木通、海金沙各二钱，服两剂全愈。

十 三 画

硼砂　　朴硝

【单味药功用】

硼砂　略。

朴硝　略。

【伍用功能】

张氏谓："硼砂可为金银铜焊药,其性原能柔五金、治骨鲠,故亦善消硬物。朴硝,《本经》谓其能化七十二种石。且咸能软坚,其性又善消,故能通大便燥结,化一切瘀滞。咸入血分,故又善消瘀血,治妊妇胎殇未下。"二药伍用,性皆咸凉,清热通淋,排石力量增强。

【主治】

石淋。

【常用量】

硼砂:六钱(轧细)。炼蜜为丸,食前开水送服。

朴硝:五钱(轧细)。炼蜜为丸,食前开水送服。

【张锡纯用药经验】

张氏认为:"石淋之证,因三焦气化瘀滞,或又劳心劳力过度,或房劳过度,膀胱暗生内热,内热与瘀滞煎熬,久而结成砂石,杜塞溺道,疼楚异常。其结之小者,可用药化之,若大如桃、杏核以上者，不易化矣，须用西人剖取之法。此有关性命之征，剖取之法虽险，犹可于险中求稳也。"

张锡纯谓："朴硝味咸、微苦，性寒，禀天地寒水之气以结晶，水能胜火，寒能胜热，为心火炽盛有实热者之要药。疗心热生痰，精神迷乱，五心潮热，烦躁不眠。

硼砂　　朱砂

【单味药功用】

硼砂　略。

朱砂　略。

【伍用功能】

硼砂外用清热解毒、消肿防腐，为喉科、眼科常用要药；朱砂性凉质重，内服能养精神、安魂魄、镇惊悸、息肝风，其色赤入心，能清心热，使不耗血，故能治心虚怔忡及不眠，皆能消除毒菌，外用能敷疮疡疥癞诸毒。二药合用，清热解毒、化腐生肌。

【主治】

瘰疬已溃烂者或诸疮溃破。

【常用量】

硼砂：三钱（研细外用）。

朱砂：二分（研细外用）。

【张锡纯用药经验】

上二药，共研细，收贮瓶中勿令透气，日擦患处三四次，用此药长肉，将平时收口不速者，可加珍珠一分，煅研细掺入。

张氏云："又治皮肤疮疡毒痤火毒，恒用海碘酒涂之，两三次即消。"

硼砂外用能消热解毒、消肿、防腐，为喉科、眼科常用要药，用于咽喉肿痛、口舌生疮、目赤翳障。配冰片、朱砂、元明粉等共研吹敷患处，以解毒消肿止痛，如冰硼散；治鹅口疮，配雄黄、甘草等掺之或蜜水调敷，以清热解毒，如《疡医大全》四宝丹；治目赤肿痛、目生翳障，可单用本品水溶液洗眼，或配炉甘石、冰片、元明粉等制成点眼剂点眼。

本品内服有清肺化痰功效，可与清热化痰药配伍同用，以治痰热壅滞、痰黄黏稠、咳吐不利。

另外，硼砂多外用，内服宜慎。化痰可生用，外敷宜煅用。朱砂有毒，内服不可过量或持续服用，以防汞中毒；忌火煅，火煅则析出水银，有剧毒。

十 四 画

酸枣仁　　柏子仁

【单味药功用】

酸枣仁　略。

柏子仁　略。

【伍用功能】

酸枣仁养心阴、益肝血、清肝胆虚热而宁心安神。柏子仁补助心气、养心安神、涵养肝木、滋润肾水，气香味甘，有益脾胃，宁嗽定喘，于五脏皆有补益。二药伍用，相得益彰，补心气、宁心神，治疗失眠效好。

【主治】

1. 心虚怔忡。

2. 各种心脏病心悸、不眠者。

【常用量】

酸枣仁：四钱至五钱（炒捣，煎服）。

柏子仁：四钱（炒捣，煎服）。

【张锡纯用药经验】

徐灵胎曰："柏得天地坚刚之性以生，不与物变迁，经冬弥翠，故能宁心神、敛心气，而不为邪风游火所侵克也。"又曰："人之生理谓之仁，仁藏于心，物之生机在于实，故实亦谓之仁，凡草木之仁，皆能补心气，以类相应也。"

周伯度曰："柏为百木之长，叶独西指，是为金木相媾，仁则色黄白而味甘辛，气清香有脂而燥，虽润而不腻，故肝得之而风虚能去；脾得之而湿痹能通；肺得之而大肠虚秘能已。《金匮》竹皮大丸，喘加柏实者，肺病亦肝病也。盖妇人乳中烦呕，是肝气之逆，逆则不下归肾而上冲肺，柏实得西指之气能降肺以戢肝，喘宁有不止者乎？此与他喘证不同，故用药亦异也。"

张锡纯谓："凡植物皆喜阳光，故树杪皆向东南，柏树则独向西北（不单指西），西北者金水合并之方也。且其实成于秋而采于冬，饱经霜露，得金水之气尤多。肝脏属木，中寄相火，性甚暴烈，《内经》名为将军之官，如骄将悍卒，必恩威并用而后能统驭之。柏子仁既禀金水之气，水能滋木，如统师旅者之厚其饷也。金能镇木，如统师旅者之严其律也。滋之镇之，则肝木得其养兼得其平，将军之官安其职矣。《本经》谓柏实能安五脏，而实于肝脏尤宜也。曾治邻村毛姓少年，其肝脏素有伤损，左关脉独微弱，一日忽胁下作疼，俾单用柏子仁一两，煎汤服之立愈。观此，则柏子仁善于理肝可知矣。"

张氏用酸枣仁（炒捣）四钱，柏子仁四钱，配伍生怀山药一两，生代赭石（轧细）六钱，玄参六钱，生地黄六钱，生龙骨（捣碎）六钱，生牡蛎（捣碎）六钱，生杭白芍五钱，甘草钱半，广三七（细末）三钱，治疗吐血兼心中怔忡甚者，收效甚好。

酸枣仁、柏子仁伍用，为有效的养心安神之剂，施今墨治心脏病之心悸（心动过速）者，与卧蛋草、仙鹤草参合，其效更著；若兼见心胸疼痛者，伍用以卧蛋草、分心木，其效更佳；治血虚肠燥大便干者，可与火麻仁、郁李仁参合，其效益彰。

磁石　　朱砂

【单味药功用】

磁石　略。

朱砂　略。

【伍用功能】

磁石镇惊安神、平肝潜阳，咸寒入肾，镇养真阴，使肾水不外移。朱砂性凉体重，养精神、安魂魄、镇惊悸、息肝风，色赤入心，清心热、镇养心血，使邪火不上侵。磁石以入肾经为主，朱砂以走心经为要，二者伍用，皆矿石之属，性凉重坠，亦俱心肾同治之妙，故镇惊安神、息风止痉功彰。

【主治】

痫风。

【常用量】

磁石：一两（能吸铁者，研极细水飞出，切忌火煅）。

朱砂：一两。

上二味，各制为细末，为丸桐子大，送服。

【张锡纯用药经验】

磁朱丸出自《千金要方》，系孙思邈创制。本品由磁石二两，朱砂一两，六神曲四两，制成小丸。诸药参合，能滋肾明目、镇静安神，可用于治疗心悸、失眠、寐而不实、视物昏糊等症。

张锡纯云：“磁朱丸方，乃《千金方》中治目光昏耗，神水宽大之圣方也。李濒湖解曰：磁石入肾，镇养真阴，使肾水不外移。朱砂入心，镇养心血，使邪火不上侵。佐以神曲消化滞气，温养脾胃生发之气。"

张氏拟加味磁朱丸，治疗痫风。方由磁石二两，代赭石二两，半夏二两，朱砂一两组成。上药各制为细末，再加酒曲半斤，轧细过罗，可得细曲四两。炒熟二两，与生者二两，共和药为丸，桐子大。铁锈水煎汤，送服二钱，日再服。

张氏认为痫风之证，莫不气机上逆，痰涎上涌，加代赭石、半夏既善理痰，又善镇气降气也。送以铁锈汤者，以相火生于命门，寄于肝胆，相火之暴动实于肝胆有关，此肝胆为木脏，即为风脏，内风之煽动，亦莫不于肝胆发轫；铁锈乃金之余气，故取金能制木之理，镇肝胆以息内风；又取铁能引电之理，借其重坠之性，以引相火下行也。

鲜姜汁　　水胶

【单味药功用】

鲜姜汁　又叫生姜汁，为鲜生姜捣汁入药。功同生姜，发汗解表、温中止呕、温肺止咳。但偏于开痰止呕，便于临床应急服用。如遇南星、半夏中毒的喉舌麻木肿痛，或呕逆不止，难以下食者，可取汁冲服，易于入喉。

水胶　乃用动物的皮、角等熬成，具有黏性的物质，或由植物分泌出来，也有人工合成的。通常用来黏合器物。或可入药。

【伍用功能】

鲜姜之辛辣开通，热而能散，故能温暖肌肉，深透筋骨，以除其凝寒痼冷，而涣然若冰释也。用水胶者，借其黏滞之力，然后可熬之成膏也。二药伍用，名为姜胶膏，敷贴外用，通痹止痛。

【主治】

肢体受凉疼痛，或有凝寒阻遏血脉，麻木不仁。

【常用量】

鲜姜汁：一斤。

水胶：四两。

上二味同熬成稀膏，摊于布上，贴患处，旬日一换。

【张锡纯用药经验】

张氏谓："凡因受寒肢体疼痛，或因受寒肌肉麻木不仁者，贴之皆可治愈。既因受风而筋骨疼痛，或肌肉麻木者，贴之亦可治愈。惟有热肿疼者，则断不可用。"

有人因寝凉炕上，其右腿外侧时常觉凉，且有时疼痛，用多方治之不效。张锡纯语以此方，贴至二十日全愈。

又有人常在寒水中捕鱼，为寒水所伤。自膝下被水浸处皆麻木，抑搔不知疼痒，渐觉行动乏力。张氏语以此方，俾用长条布摊药膏缠于腿上。其足跗、足底皆贴以此膏，亦数换而愈。盖此等证心中无病，原宜外治。若证因受风而得者，拟用细辛细末掺于膏药之中，或用他祛风猛悍之药，掺于其中，其奏效当更捷也。

另外，生姜汁也可配竹沥，喂服或鼻饲给药，治中风痰热神昏者。用量 3～10 滴，冲服。

十 五 画

熟地黄　　山药

【单味药功用】

熟地黄　为玄参科多年生草本植物地黄 *Rehmannia glutinosa* Libosch. 的根。经加黄酒拌蒸至内外色黑、油润，或直接蒸至黑润而成。切厚片用。味甘，性微温。归肝、肾经。为补血滋阴要药，用于血虚萎黄、眩晕、心悸失眠、月经不调、崩漏，以及肾阴不足的潮热骨蒸、盗汗、遗精、消渴等。其益精填髓作用，用于肝肾精血亏虚的腰膝酸软、眩晕耳鸣、须发早白等。

山药　略。

【伍用功能】

熟地黄其性微温，甘而不苦，为滋阴补肾主药，又能补血、益精填髓；山药色白入肺，味甘归脾，液浓益肾，能滋润血脉、固摄气化、宁嗽定喘、强志育神。熟地黄以补血滋阴为主，生山药以益气养阴为要，二药伍用，一血一气，气血（阴）双补，共奏峻补真阴、补肾益肺、固气摄血之功。

【主治】

1. 大病后阴阳不相维系等证。

2. 阴虚不纳气作喘逆。

3. 虚劳证属阳亢阴亏者。

4. 肺劳喘咳或兼不寐证。

5. 咳血兼吐血证属肝肾虚极，阴分阳分不相维系，危在顷刻者。

6. 痢疾转肠溃疡。

7. 慢脾风。

8. 温病兼阴虚。

【常用量】

熟地黄：六钱至二两。

山药：四钱至一两。

【张锡纯用药经验】

地黄之性，入血分不入气分，而冯楚瞻谓其大补肾中元气，论者多訾其说，然亦未可厚非也。癸巳秋，应试都门，曾在一部郎家饮酒，其家有女仆年三十许，得温病十余日，势至垂危，将异于外。同坐贾佩卿谓愚知医，主家延为诊视。其证昼夜泄泻，昏不知人，呼之不应，其脉数至七至，按之即无。遂用熟地黄二两，生山药、生杭白芍各一两，甘草三钱，煎汤一大碗，趁温徐徐灌之，尽剂而愈。

又治邻村泊庄高氏女，资禀素羸弱，得温病五六日，痰喘甚剧，投以《金匮》小青龙加石膏汤，喘顿止。时届晚八点钟，一夜安稳，至寅时喘复作，精神恍惚，心中怔忡。再诊其脉，如水上浮麻，按之即无，不分至数，此将脱之候也。急疏方用熟地黄四两，生山药一两，野台党参五钱，而近处药房无野台党参并他参亦罄尽，遂单用熟地黄、生山药煎服，一日连进三剂，共用熟地黄十二两，其病竟愈（此证当用三期一卷来复汤，方中重用山萸肉二两，而治此证时其方犹未拟出）。当时方中若有野台党参，功效未必更捷，至病愈之后，救脱之功将专归于野台党参矣。

又邻村李边务李媪，年七旬，劳喘甚剧，十年未尝卧寝。俾每日用熟地煎汤当茶饮之，数日即安卧，其家人反惧甚，以为如此改常，恐非吉兆，而不知其病之愈也。

又邻村龙潭张媪，年过七旬，孟夏病温，五六日间，身热燥渴，精神昏聩，舌似无苔，而舌皮数处作黑色，干而且缩，脉细数无力。当此高年，审证论脉，似在不治。踌躇再四，为疏两方，一方即白虎加人参以山药代粳米汤，一方用熟地黄二两，生山药、枸杞各一两，真阿胶五钱，煎汤后，调入生鸡子黄四枚。二方各煎汤一大碗，徐徐轮流温服，尽剂而愈。

又奉天省长公署科长候寿平之哲嗣，年五岁，因服凉泻之药太过，致成慢惊，胃寒吐泻，常常瘛疭，精神昏聩，目睛上泛，有危在倾刻之象。为处方用熟地黄二两，生山药一两，干姜、附子、肉桂各二钱，山茱萸、野台党参各三钱，煎汤一杯半，徐徐温饮下，吐泻瘛疭皆止，精神亦振，似有烦躁之意，遂去干姜加生杭白芍四钱，再服一剂全愈。

综观以上诸案，冯氏谓地黄大补肾中元气之说，非尽无凭。盖阴者阳之守，血者气之配，地黄大能滋阴养血，大剂服之，使阴血充足，人身元阳之气，自不至上脱下陷也。

熟地黄　　生地黄

【单味药功用】

熟地黄　略。

生地黄　略。

【伍用功能】

熟地黄滋阴补肾、补血、益精填髓；生地黄性凉而不寒，滋阴凉血、养阴生津、生血脉、益精髓、聪耳明目。熟地黄以滋阴补肾为主，生地黄以养阴清热为要。二药伍用，相互促进，其功益彰，共奏滋阴补肾、益精填髓、补血生血、养阴凉血、清热退热之功。

【主治】

1. 虚劳证阳亢阴亏或肺痨喘嗽等证。

2. 咯血兼吐血证属肝肾虚极，阴阳不相维系者。

【常用量】

熟地黄：一两。

生地黄：六钱至一两。

【张锡纯用药经验】

熟地黄亦称熟地，生地即是干地黄，也叫生地黄。施今墨先生临证处方时以生、熟地黄并书。生地以养阴为主，熟地以滋阴为要，生地以凉血止血为主，熟地以补血为要，二药相合，相得益彰。

熟地、生地伍用，出自《景岳全书》二黄散。熟地、生地各等份，研为细末，每服 10g。治胎漏下血，或内热晡热，或头痛头晕，或烦躁作渴，或胁肋胀痛等症。

张锡纯二药并书，再伍以他药治疗咯血兼吐血证，效如桴鼓，曾有医案记之。

堂侄女住姑，适邻村王氏，于乙酉仲春，得吐血证，时年三十岁。病因：侄婿筱楼孝廉，在外设教，因家务自理，劳心过度，且禀赋素弱，当此春阳发动之时，遂病吐血。证候：先则咳嗽痰中带血，继则大口吐血，其吐时觉心中有热上冲，一日夜吐两三次，剧时可吐半碗。两日之后，觉精神气力皆不能支持。遂急迎愚诊治。自言心中摇摇似将上脱，两颧发红，面上发热，其脉左部浮而动，右部浮而濡，两尺无根，数逾五至。诊断：此肝肾虚极，阴分阳分不相维系，而有危在顷刻之势。遂急为出方取药以防虚脱。处方：生怀山药一两，生怀地黄一两，熟怀地黄一两，净山茱萸一两，生代赭石（轧细）一两，急火煎药取汤两盅，分两次温服下。效果：将药甫煎成未服，又吐血一次，吐后忽停息闭目，惛然罔觉。诊其脉跳动仍旧，知能苏醒，约四分钟呼吸始续，两次将药服下，其血从此不吐。俾即原方再服一剂，至第三剂，即原方加潞党参三钱，天冬四钱，连服数剂，身形亦渐复原。继用生怀山药为细面，每用八钱煮作茶汤，少调以白糖，送服生代赭石细末五分，作点心用之，以善其后。

熟地黄　　白芍

【单味药功用】

熟地黄　略。

白芍　略。

【伍用功能】

熟地黄滋阴补肾、补血、益精填髓；白芍性凉多液，滋阴养血、退热除烦，能收敛上焦浮越之热下行自小便泻出，为阴虚有热小便不利之要药。熟地黄功擅滋阴养血，杭白芍效能通利小便，且又能行熟地黄之滞。二药相伍，一温一凉，一滋润，一通利，相互为用，相得益彰，共奏滋阴养血、通利小便之效。

【主治】

1.阴分虚损，血亏不能濡润，致小便不利；或阴分虚损，肾脏为虚热所伤而致水肿证。

2.温病，外感之火已消，滑泄不止等症。

【常用量】

熟地黄：一两至一两半。

白芍：五钱至一两。

【张锡纯用药经验】

张锡纯云："白芍为其味酸，故能入肝以生肝血；为其味苦，故能入胆而益胆汁；为其味酸而兼苦，且又性凉，又善泻肝胆之热，以除痢疾后重（痢后重者，皆因肝胆之火下迫），疗目疾肿疼（肝开窍于目）。与当归、地黄同用，则生新血；与桃仁、红花同用，则消瘀血；与甘草同用，则调和气血，善治腹疼；与竹茹同用，则善止吐衄；与附子同用，则翕收元阳下归宅窟。惟力和缓，必重用始能建功。"

张氏曾治一媪，年六十余，得水肿证，延医治不效。时能以治水肿名者，其方秘而不传。服其药则大便泻水数桶，一身肿尽消。言忌咸百日，可保永愈。数日又见肿，旋复如故。服其药三次皆然，而病人益衰惫矣。后余（张锡纯）诊视，其脉数而无力。思之脉数者阴分虚也，无力者阳分虚也。俾先服济阴汤（怀熟地黄一两，生龟甲捣碎五钱，生杭白芍五钱，地肤子一钱），取其能起下元也。服至三剂小便稍利，再服宣阳汤（野台党参四钱，威灵仙钱半，寸麦冬带心六钱，地肤子一钱），亦三剂小便大利，又再服济阴汤。小便直如泉涌，肿遂尽消。

熟地黄　　白茅根

【单味药功用】

熟地黄　略。

白茅根　略。

【伍用功能】

熟地黄为滋阴补肾主药，又能补血益精填髓；白茅根清肺热以宁嗽定喘、滋胃阴以生津止渴，且有凉血止血之效。熟地黄以甘温滋阴补肾见长，白茅根假甘凉清热利尿收功；前者以滋补为主，后者以清利为要。二者伍用，一温一凉，一补一清，相互制约，相互为用，滋阴补肾、清热利尿。

【主治】

阴虚水肿证。

【常用量】

熟地黄：一两。

白茅根：五钱，以鲜品入药为佳。

【张锡纯用药经验】

张锡纯云："熟地黄用鲜地黄和酒，屡次蒸晒而成。其性微温，甘而不苦，为滋阴补肾主药。治阴虚发热，阴虚不纳气作喘，劳瘵咳嗽，肾虚不能漉水，小便短少，积成水肿，以及各脏腑阴分虚损者，熟地黄皆能补之。"

张氏又有做白茅根汤法：用鲜白茅根去净皮及节间细根，洗净切细斤许，和凉水三斤煮一沸，候半句钟再煮一沸，又候半句钟，视茅根皆沉水底，汤即成，漉出为一日之量，渴当茶温饮之。以治虚热、实热、外感之热皆宜用。治因热小便不利，积成水肿，尤有奇效。

　　若无鲜白茅根，可用药房中干者一斤，浸以开水，至水凉再用微火温之，不可令开，约六十分钟许，漉去渣，徐徐当茶温饮之亦有效验。

十 六 画

薏苡仁　　柿霜饼

【单味药功用】

薏苡仁　略。

柿霜饼　略。

【伍用功能】

薏苡仁甘补淡渗，清补脾肺、清热排脓；柿霜饼凉可润肺，甘能归脾，益肺气、清肺热、利肺痰、滋肺燥。二者相伍，药治与食疗并存，健脾、润肺、滋阴。故张氏谓："病人服之不但疗病，并可充饥，不但充饥，更可适口，用之对证，病自渐愈，即不对证，亦无他患，诚为至稳善之方也。"

【主治】

脾肺阴分亏损，饮食懒进，虚热劳嗽，并治一切阴虚之证。

【常用量】

薏苡仁：二两（生用）煮至烂熟，再将柿霜饼切碎，调入融化，随意服之。

柿霜饼：八钱。

【张锡纯用药经验】

张氏云："薏苡仁若购自药房多系陈者，或间有虫类，宜水淘数次，然后可用。柿霜饼，即柿霜熬成者，为柿霜白而净者甚少，故用其熬成饼者。然熬此饼时恒有掺以薄荷水者，其性即不纯良。遇阴虚汗多之证用之即有不宜，若果有白净柿霜尤胜于饼。"

薄荷　　蝉蜕

【单味药功用】

薄荷　略。

蝉蜕　略。

【伍用功能】

薄荷轻清芳香，最善透窍，其力内至脏腑筋骨，外至腠理皮毛，皆能透达；蝉蜕性微凉，味淡，甘寒清热，质清上扬，因其以皮达皮，乃发汗妙品。二药相伍，相互为用，升散解表之力倍增，共奏透散表邪、利咽止哑、透斑疹、散风热、退目翳之功。

【主治】

1. 温病头疼、周身骨节酸疼、肌肤壮热、背微恶寒、无汗、脉浮滑等症。

2. 风热为患，温疫发疹，或喉疼声哑等症。

3. 目翳遮睛症。

【常用量】

薄荷：二钱至四钱。

蝉蜕：钱半至三钱（去足土）。

【张锡纯用药经验】

张氏云："薄荷叶宜用其嫩绿者，至其梗宜用于理气药中，若以之发汗，则力减半矣。若其色不绿而苍，则其力尤减。若果嫩绿之叶，方中用三钱即可。"

又云："蝉蜕去足者，去其前之两大足也。此足甚刚硬，有开破之力。若用之退目翳消疮疡，带此足更佳。若用之发汗，则宜去之，盖不欲其于发表中，寓开破之力也。"

"蝉蜕性微凉味淡，原非辛散之品，而能发汗者，因其以皮达皮也。此乃发汗中之妙药，有身弱不任发表者，用之最佳。且温病恒有兼瘾疹者，蝉蜕尤善托瘾疹外出也。"

或问：薄荷、蝉蜕之类，既善解阳明经无汗之温热，何以《伤寒论》方中皆不用？答曰：仲景用药多遵《本经》，薄荷《本经》不载，《别录》亦不载，当仲景时犹未列于药品可知。蚱蝉虽载于《本经》，然古人止知用蝉，不知用蜕，较之蝉蜕，以皮达皮之力必远不如，故仲景亦不用。

奉天北关友人，朱贡九之哲嗣文治，年五岁。于庚申立夏后，周身壮热，出疹甚稠密。脉甚洪数，舌苔白厚，知其疹而兼瘟也。欲以凉药清解之，因其素有心下作疼之病，出疹后贪食鲜果，前一日犹觉疼，又不敢投以重剂。遂勉用生石膏、玄参各六钱，薄荷叶、蝉蜕各一钱，连翘二钱。晚间服药，至翌日午后视之，其热益甚，喉疼，气息甚粗，鼻翅扇动，且自鼻中出血少许，有烦躁不安之意。愚不得已，重用生石膏三两，玄参、麦冬（带心）各四钱，仍少佐以薄荷叶、连翘诸药。俾煎汤二茶盅，分三次温饮下。至翌日视之，则诸证皆轻减矣。然余热犹炽，而大便虽下一次，仍系燥粪。询其心犹发热，脉仍有力。遂于凉解药中，仍用生石膏一两，连服两剂，壮热始退。继用凉润清解之剂调之全愈。

张氏弟子孙静明曾有治验：蝉于昼鸣夜静，故亦止小儿夜啼，蝉声清脆，又善医音哑。忆民国二十五年秋，余友姚君鹤泉供职于天津邮政总局，素日公务忙碌，偶为外感所袭，音哑月余，余为拟方，用净蝉蜕（去足土）二钱，滑石一两，麦冬四钱，胖大海五个，桑叶、薄荷叶各二钱，嘱其用水壶泡之代茶饮，一日音响，二日音清，三日全愈。以后又用此方治愈多人，屡试屡验。

薄荷、蝉蜕伍用，名曰二味消风散。出自《景岳全书》。用于治疗皮肤瘙痒症、风疹块（荨麻疹）。施今墨氏常与过敏煎（银柴胡、防风、乌梅、甘草）伍用，其效更著。

附录一 古今度量衡对照

我国历代医药书籍中，关于用药计量单位的名称，虽然大体相同，但其具体的轻重、多少，往往随着各个朝代的变迁和制度的改革颇有出入，古制大多小于今制。鉴于读者应用有毒中药时往往会参阅古今文献，在此收录一些有关古今度量衡对照的研究资料，仅供参考（个别折合数字经复算后略有改动）。

（一）古今度量衡对照表（均为十六进位制）

年代	朝代		尺度		容量		衡量		
			一尺合市尺	一尺合厘米	一升合市升	一升合毫升	一斤合市两	一两合市两	一两合克数
前11世纪～前221年	周		0.5973	19.91	0.1937	193.7	7.32	0.46	14.30
前221～前206年	秦		0.8295	27.65	0.3425	342.5	8.26	0.52	16.13
前206～公元23年	西汉								
25～220年	东汉		0.6912	23.04	0.1981	198.1			
220～265年	魏		0.7236	24.12			7.13	0.45	13.92
265～420年	晋	西晋	0.7236	24.12	0.2023	202.3			
		东晋	0.7335	24.45					
420～589年	南朝	南宋	0.7353	24.51	0.2972	297.2	10.69	0.67	20.88
		南齐							
		梁			0.1981	198.1	7.13	0.45	13.92
		陈							
386～581年	北朝	北魏	0.8853	29.51			7.13	0.45	13.02
		北齐	0.8991	29.97	0.3963	396.3	14.25	0.89	27.83
		北周	0.7353	24.51	0.2105	210.5	8.02	0.50	15.66
581～618年	隋	开皇	0.8853	29.51	0.5944	594.4	21.38	1.34	41.76
		大业	0.7065	23.55	0.1981	198.1	7.13	0.45	13.92

年代	朝代	尺度		容量		衡量		
		一尺合市尺	一尺合厘米	一升合市升	一升合毫升	一斤合市两	一两合市两	一两合克数
618～907 年	唐	0.9330	31.10	0.5944	594.4	19.1	1.19	37.30
907～960 年	五代							
960～1279 年	宋	0.9216	30.72	0.6641	664.1			
1279～1368 年	元			0.9488	948.8			
1368～1644 年	明	0.9330	31.10	1073.7	10.737			
1644～1911 年	清	0.9600	32.00	1035.5	10.355			

（二）古方中几种特殊计量单位

在古方中，除了上述计量单位外，还有方寸匕、钱匕、刀圭等，列举如下供参考。

1. 方寸匕

方寸匕是依古尺正方一寸所制的量器，形状如刀匕。一方寸匕的容量，约等于现代的 2.7mL；其重量，金石药末约为 2g，草木药末约为 1g。

2. 钱匕

用汉代的五铢钱币抄取药末以不落为度者称一钱匕，分量比一方寸匕稍小，合一方寸匕的十分之六七。半钱匕者，系用五铢钱的一半面积抄取药末，以不落为度，约为一钱匕的 1/2。钱五匕者，是指药末盖满五铢钱边的"五"字为度，约为一钱匕的 1/4。

3. 刀圭

形状像刀头的圭角，端尖锐，中低洼。一刀圭约等于一方寸匕的 1/10。

4. 字

古以铜钱抄取药末，钱面共有四字，药末填去钱面一字之量，即称一字。

5. 铢

古代衡制中的重量单位。汉以二十四铢为一两，十六两为一斤。

（三）公制与市制计量单位的折算

1. 基本折算

1 公斤（kg）=2 市斤 =1000 克（g）。

1 克（g）=1000 毫克（mg）。

2. 十六进位市制与公制的折算

1 斤 =16 两 =500 克（g）。

1 两 =10 钱 =31.25 克（g）。

1 钱 =10 分 =3.125 克（g）。

1 分 =10 厘 =0.3125 克（g）=312.5 毫克（mg）。

1 厘 =10 毫 =0.03125 克（g）=31.25 毫克（mg）。

1 毫 =3.125 毫克（mg）。

3. 十进位市制与公制的折算

1 斤 =10 两 =500 克（g）。

1 两 =10 钱 =50 克（g）。

1 钱 =10 分 =5 克（g）。

1 分 =10 厘 =0.5 克（g）=500 毫克（mg）。

1 厘 =10 毫 =0.05 克（g）=50 毫克（mg）。

1 毫 =5 毫克（mg）。

附录二 张锡纯先生大事年表

1860 年 2 月 29 日　张锡纯先生生于河北省盐山县张边务村村西头张氏故宅。

1881 年（21 岁）　一试秋闱不第。

1893 年（33 岁）　二试秋闱不第。

1898 年（38 岁）　参加义和团运动。

1902 年（42 岁）　揽馆于外祖家（今黄骅市刘仁村）任私塾教师。

1905 年（45 岁）　初次在沧州开诊行医。

1909 年（49 岁）　《医学衷中参西录》前三期初稿完成。

1912 年（52 岁）　从军（任军医正）。

岁月失考　再度于沧州开诊行医（先生于戊午之岁关闭沧州诊所而去奉天）。

1918 年（58 岁）　应奉天税捐局长齐自芸先生介绍，及奉天"天地新学社"诸贤哲之邀，创办奉天立达医院，任院长。中医之有院实肇之于此。《医学衷中参西录》第一期出版，次年（1919）春再版，同时第二期出版。

1923 年（63 岁）　因故由奉天返回故里。

1924 年（64 岁）　第三次于沧州开诊行医。自费出版《医学衷中参西录》第三、四期。

1926 年（66 岁）　在天津胡公馆任家庭教师。

1927～1933 年（67～73 岁）　在天津创办"中西汇通社"。

1928 年（68 岁）《医学衷中参西录》第五期出版。

1929 年（69 岁） 国民党当局提出废除中医之际，中医界发起反废止运动，全国中药店全面罢工，张锡纯上书南京政府当局。同年，重订《医学衷中参西录》前三期，合编再版。

1931 年（71 岁）《医学衷中参西录》第六期出版。

1933 年 7 月（73 岁） 写就《自咏诗》，诗云："八旬已近又何求，意匠经营日不休，但愿同胞皆上寿，敢云身后有千秋。"

1933 年 9 月 27 日 卒于盐山县张边务故里（民国二十二年八月八日）。

本书中药索引

二画

人参·······················1

三画

三七·························8

三棱························20

干姜························22

丈菊子······················26

大黄························27

小茴香·····················268

山茱萸······················29

山药·························1

马钱子·····················216

四画

天冬························74

五味子······················69

五倍子······················70

车前子······················43

水胶·······················283

水蛭························71

牛蒡子······················45

牛膝·······················106

升麻··················220

丹参··················157

五画

甘草··················71

甘遂··················111

甘蔗汁················77

石榴汁················77

石膏··················79

龙骨··················9

龙眼肉················46

生地黄················11

生麦芽················104

生姜··················105

代赭石················12

白术··················51

白头翁················127

白芍··················13

白茅根················136

白矾··················259

瓜蒌仁················116

玄参··················54

半夏··················55

台党参················34

六画

地榆··················152

朴硝····································· 23

当归····································· 37

肉桂····································· 28

朱砂·····································159

竹茹·····································140

血余炭··································· 14

全蝎·····································165

冰片·····································160

羊肝·····································168

防风·····································169

红粉·····································199

七画

麦冬····································· 4

赤石脂··································171

花椒·····································173

花蕊石··································· 15

芡实····································· 57

芦根·····································176

苏子····································· 5

连翘····································· 85

牡蛎····································· 16

羌活·····································180

没药····································· 41

补骨脂··································181

阿胶·······································134

阿斯匹林································ 87

附子·······································183

鸡子黄····································· 58

鸡内金····································· 60

八画

知母······································· 75

金银花····································192

乳香······································· 40

鱼鳔胶····································261

炒枣仁····································101

九画

茜草······································208

茵陈······································196

茯苓······································· 76

柏子仁····································146

柿霜饼····································· 62

威灵仙····································150

厚朴······································251

轻粉······································199

鸦胆子····································· 17

独活······································181

蚤休······································262

十画

秦皮······································129

莱菔·····························154

莪术····························· 20

桂枝····························· 24

桔梗····························245

核桃仁··························182

柴胡····························· 6

秫米····························143

海带····························179

海螵蛸··························208

桑寄生··························246

十一画

黄芪····························· 63

黄连····························235

黄柏····························189

黄蜡····························259

萆薢····························248

猪胆汁··························168

麻黄····························· 90

鹿角胶··························249

羚羊角··························261

续断····························263

十二画

葛根····························250

葱白····························266

椒目····························268

硝石·····························156

硫黄·····························173

紫石英···························270

黑芝麻···························146

童便·····························162

滑石····························· 64

十三画

硼砂·····························103

蜈蚣·····························163

粳米····························· 92

十四画

酸枣仁···························101

磁石·····························122

蝉蜕····························· 86

鲜姜汁···························283

鲜藕·····························136

十五画

醋·······························266

熟地黄···························285

十六画

薏苡仁····························· 67

薄荷····························· 94

薄荷油···························166

橘皮·····························206

参考文献

[1] 张锡纯著.王云凯,杨医亚,李彬之校点.医学衷中参西录.石家庄:河北科学技术出版社,1985.

[2] 张锡纯著.王云凯,李彬之,韩煜重校.医学衷中参西录.第2版.石家庄:河北科学技术出版社,2002.

[3] 刘建.张锡纯方剂歌括.北京:人民军医出版社,2008.

[4] 康锁彬,董尚朴.张锡纯医方精要.石家庄:河北科学技术出版社,2003.

[5] 吕景山.施今墨对药.第2版.北京:人民军医出版社,2004.

[6] 余瀛鳌,林青,田思胜,等.医学衷中参西录集要.沈阳:辽宁科学技术出版社,2007.

[7] 王吉匀,潘兴芳.医学衷中参西录医方解读.石家庄:河北科学技术出版社,2007.

[8] 刘越.张锡纯医案.北京:学苑出版社,2003.

[9] 王其飞.老年脾胃病与张锡纯学术研究.北京:中国医药科技出版社,1994.

[10] 雷载权.中药学.上海:上海科学技术出版社,1995.

[11] 段富津.方剂学.上海:上海科学技术出版社,1995.

[12] 江苏新医学院.中药大辞典.上海:上海科学技术出版社,1986.